U0057650

對症健康 healthy 蔬果汁

料理家 **林美慧** 著

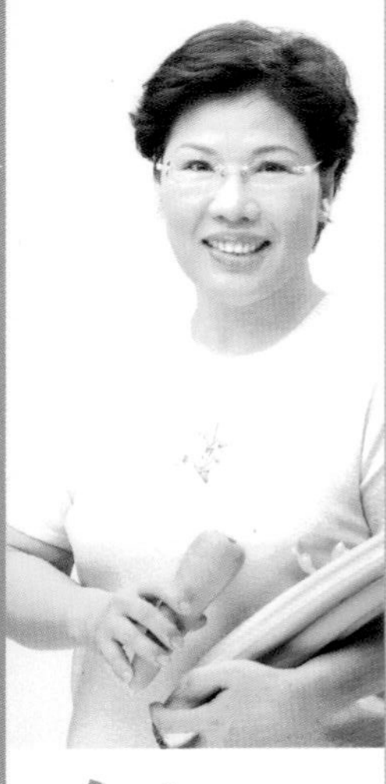

每天5分鐘 健康無限功

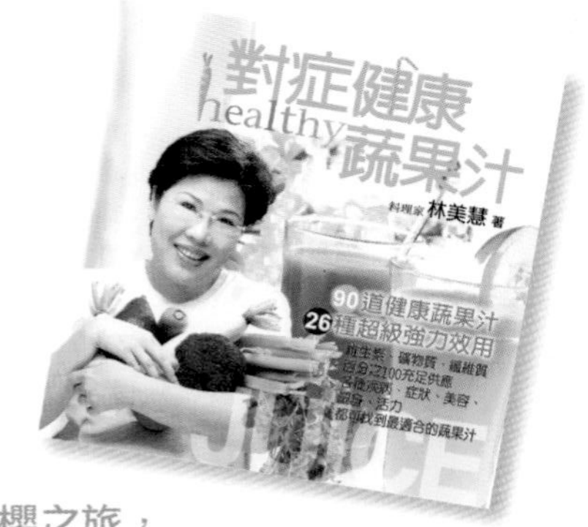

2004年春，
與朋友至日本作了一趟賞櫻之旅，
觸發了寫作本書的動機。

這是一次心靈的饗宴，有別以往的日本行，是那麼的喜悅、溫馨、甜美，令人回味無窮。期間住宿在日本友人──小川昭三夫婦家裡。夫婦兩人都是溫文儒雅、和藹可親的人，也非常熱情、好客，讓我們既開心又感激。

每天早晨，女主人百合子都會親手為我們準備豐盛的元氣早餐，一大盤生菜配洋蔥醬、水果、水煮地瓜、現打蔬果汁，是那麼美味可口又營養。這才猛然的發現，原來這對老夫婦如此的健朗，是其來有自的。讓我警覺大量的食用蔬果，好處多多，同時可預防各種現代的文明病、慢性病。

回台後，我反覆思索，如何讓我們大家在忙與盲的工商社會中，以最簡便、有效的方式，為自己的身體健康把關？於是，想到百合子女士為我們打的健康蔬果汁，認為是最理想的方式了！我隨即立刻動手DIY。

身為家庭美食研究者和教學者，在教導觀眾和讀者烹調各種美食，並且出版50本食譜之後，我深覺有為大家撰寫一本美食健康書的必要，於是《對症健康蔬果汁》這本蔬果汁食譜誕生了！

本書設計重點在「對症」的功能上面，即利用經過醫師、營養師、科學家長期研究，證實某些蔬果具有某些特別豐富的維生素、礦物質等營養成分與特性，並對某些症狀、疾病或成長、美麗、養顏的預防治療，有特別的幫助的情況下，設計出了本書的各道蔬果汁。

同時，我也參酌了許多文獻、書籍，自己經過不斷實驗、調整、印證，喝了幾個月的健康蔬果汁下來，自覺精神抖擻、氣色紅潤，變得年輕、活潑又美麗；同時，家人也因為喝了這些美味又健康的蔬果汁，也都有煥然一新的美妙感覺。

全書90道蔬果汁，對心血管疾病、癌症、糖尿病、痛風、肝病、腎臟病、解除疲勞、貧血、怕冷、腸胃不好、眼睛痠澀、更年期障礙、感冒、美膚美白、抗老化、轉骨、豐胸、失眠、四肢冰冷……等常見慢性病和文明病，具有26種效果，不論是身體有何種需要，都可以找到合適的蔬果汁幫助健康。

這對每天忙碌的上班族、講求生活品味的女性朋友，或者是對腸胃吸收不好、牙齒不好的銀髮族或孩童，都可以最快速有效的吸收各種營養素，達到保健的目的。

綜合來說，本書內容非常紮實，每天只要利用短短的5分鐘，照著做，就能打出一杯健康的蔬果汁，為自己和家人的美麗與健康把關。所以，各位，心動不如馬上行動！

祝福您永遠健康快樂！

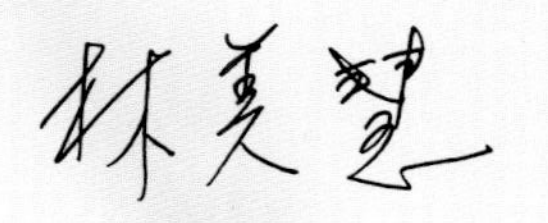

目次

Contents

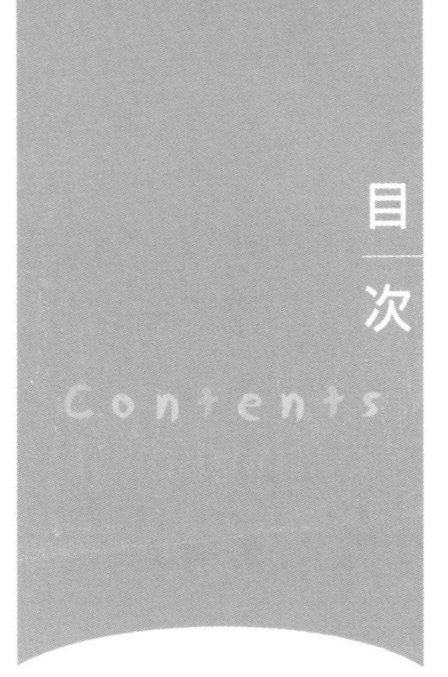

對症蔬果汁新觀念...8

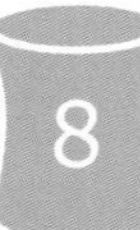

預防慢性病蔬果汁…24

解決現代人症狀
蔬果汁

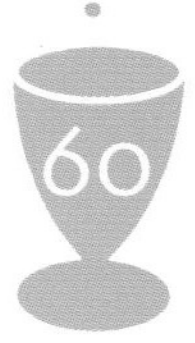

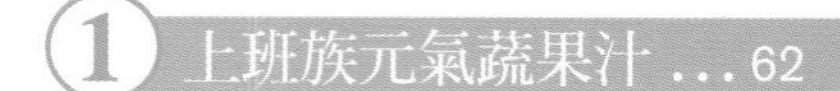

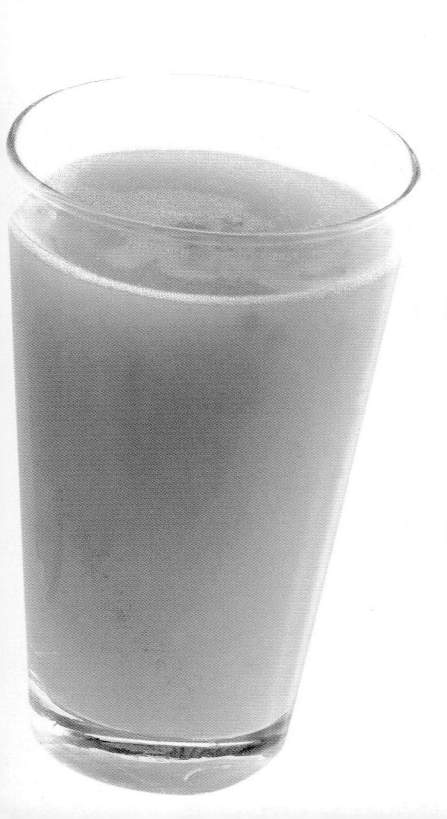

成長與美麗 蔬果汁…96

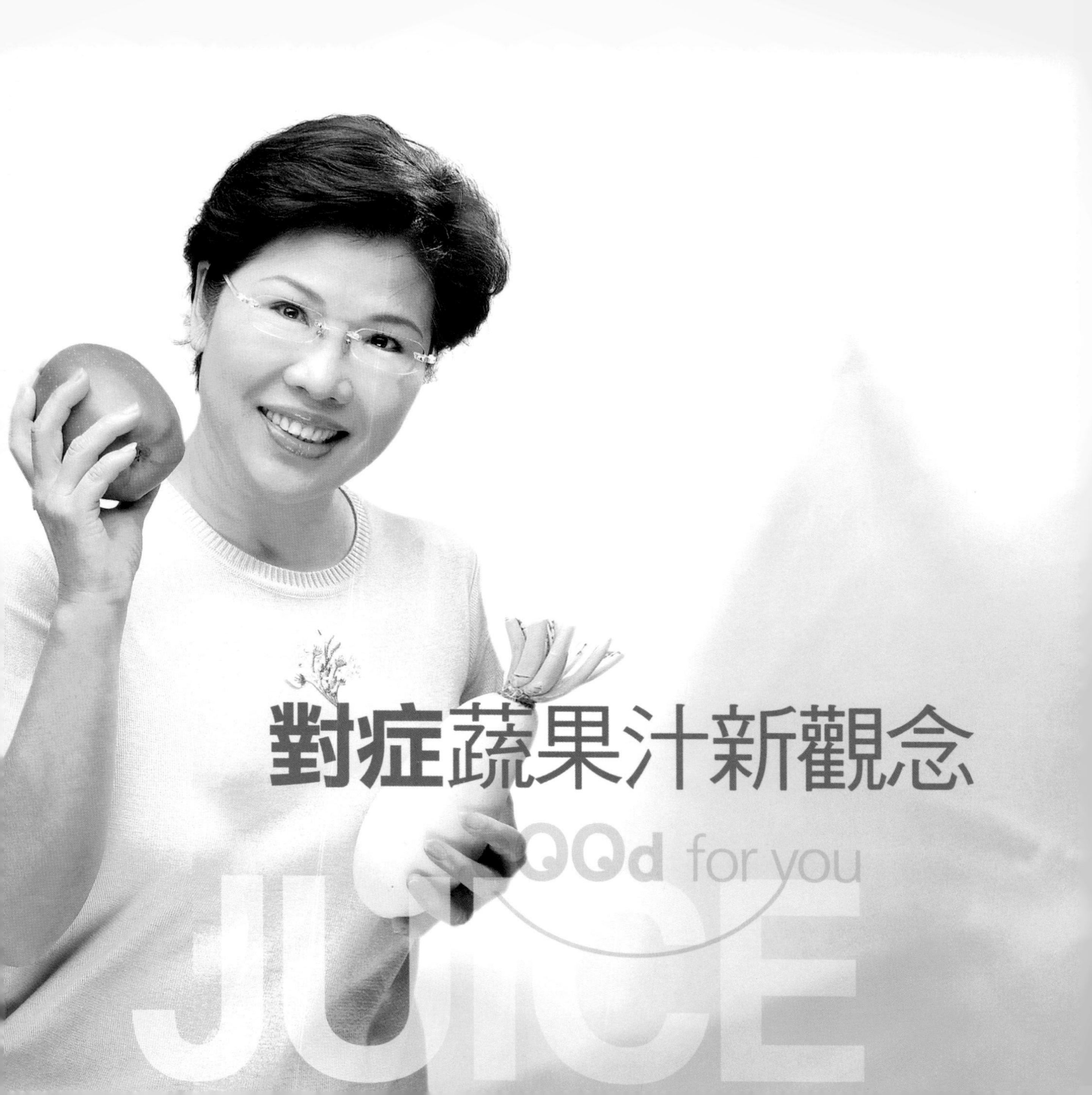
對症蔬果汁新觀念
for you
JUICE

1 最健康的無藥自然療法 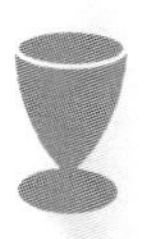

2 調製健康蔬果汁的教戰守則 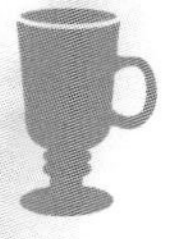

3 好原料才能做出優質蔬果汁 

4 營養不流失，需要好工具 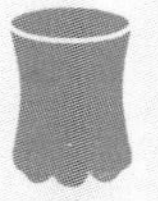

5 健康蔬果汁Q＆A 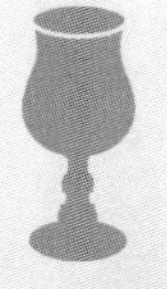

1 最健康的無藥自然療法

(1) 有助改善體質、預防疾病

蔬果汁的兩大主要原料——新鮮的蔬菜和水果，不僅味道好，而且營養價值高，自古就被視為重要的健康食品，尤其是蔬菜的營養價值更令人刮目相看。現代社會隨著高齡化時代到來，各種慢性病發生率快速攀升，追求健康也成為現代人關注焦點。

蔬菜和水果所含的維生素、礦物質以及食物纖維，不僅有助於改善各種病症，最近研究發現，蔬果對於癌症等慢性病的預防也有極大功效。

例如，富含胡蘿蔔素的黃綠色蔬菜就具有防癌效果。此外，幾乎所有的蔬果都含可以抑制癌細胞生長的維生素Ｃ。而最近受人矚目的食物纖維，也是非蔬果莫屬，可以解決便秘的煩惱，預防大腸癌；同時，有助於將膽固醇排出體外，預防動脈硬化。此外，綠色蔬菜含有豐富的鈣質，可以強化心臟機能、健壯骨骼，是預防骨質疏鬆不可或缺的營養素。

以上敘述顯示，蔬果汁對健康有大功效已是無庸置疑，因此，大家可以根據本書所說，好好來改善和促進自己及親朋好友的健康。

(2) 補充蔬果攝取量不足的問題

蔬果既然含有如此豐富的營養素，蔬果攝取量的多寡無疑是影響我們人體健康的重要關鍵。

但是，現代人一般都有蔬果攝取量不足的趨勢。有些人偏好肉食，或是過度繁忙，經常外食，以致蔬果攝取不足的人絕對不在少數。

有些人或許會以自己餐餐都吃蔬菜沙拉而感到放心。其實，從沙拉所吃到的蔬果攝取量非常有限。為了健康，一天最少要食用300公克的蔬菜(包括100公克的黃綠色蔬菜)，這相當於整個大碗公的量，不是一般吃沙拉就足夠。尤其是多半的黃綠色蔬菜，都必須水煮或炒過才能吃。

由於食用上很麻煩，也是導致蔬菜攝取不足的原因。

(3) 可有效率的大量生食蔬果

相對來說，如果自己親手調製蔬果汁，一次就可以攝取到大量的蔬果。例如，紅蘿蔔不論是生吃或熟食，要吃到一根的分量並不容易，但是如果榨汁，輕輕鬆鬆就可以下肚，而且做法簡單。

此外，蔬果裡的維生素，很容易被水分解，或是因為加熱也會導致營養素受損或氧化。而如果將新鮮的蔬果磨成泥或榨汁，立刻喝下，可讓這類的營養受損程度減低一半。

可見，飲用蔬果汁，是一種有效率、健康的大量生食蔬果方式。

(4) 可輕鬆補充營養，安全性高

製作蔬果汁的另一大特色是，方便添加其他食材。

不論是牛奶、優酪乳、脫脂奶粉、蛋、小麥胚芽或黃豆粉，都可以隨意添加，輕易的就可以讓營養價值加分。例如，如果感到近來鈣質攝取不足，就可以在平日喝的果汁中添加脫脂奶粉，輕鬆的就可以獲得補充。

而就消化吸收來看，飲用蔬果汁，可以在短時間就有立竿見影的效果；生食蔬菜，則效率和效果都差很多。

不過談到親手調製果汁，最大的好處還是在於安全。材料都經過自己親手、親眼確認，不必擔心食物裡會添加香料或防腐劑。安全、健康、美味，何樂而不為？

(5) 可自由搭配，經濟又美味

追求健康，必須靠每天的累積。換言之，能不能持之以恆才是關鍵。就這點而言，自製果汁特別值得推薦。

首先，自製果汁很簡單。材料種類豐富，可以自由搭配組合，運用各種不同材料，調製適合自己喜歡的口味，不必擔心會喝膩。而材料多半是一般家庭常見的蔬果，因此比一般市面販售的蔬果汁更經濟。

輕鬆的自己調製的蔬果汁，可說是追求健康的最佳途徑。

為了健康自覺需要多吃蔬果，但是卻苦無辦法，或是討厭蔬菜的人，不妨嘗試一下美味健康的自製蔬果汁。

2 調製健康蔬果汁的教戰守則

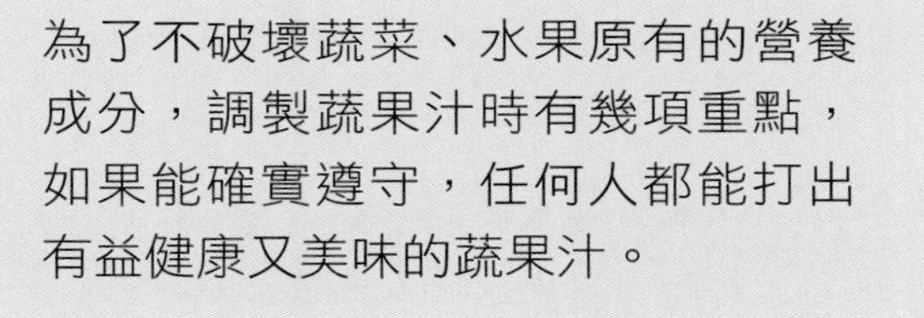

為了不破壞蔬菜、水果原有的營養成分，調製蔬果汁時有幾項重點，如果能確實遵守，任何人都能打出有益健康又美味的蔬果汁。

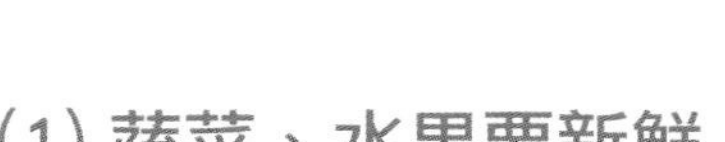

(1) 蔬菜、水果要新鮮

蔬菜、水果愈新鮮，營養價值也愈高。因此，最好選用新鮮的材料。

(2) 材料先冷藏

材料預先放在冰箱冷藏，打出的蔬果汁更美味，也可添加冰塊。不過，如果是為治療拉肚子調製的果汁，材料則不宜冷藏。

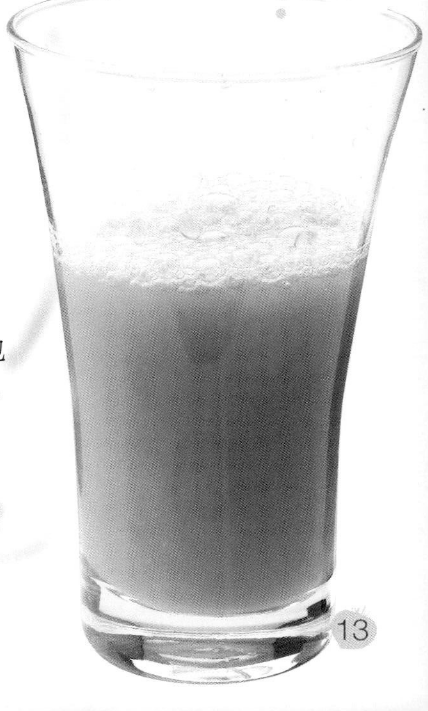

(3) 削皮後使用

可帶皮吃的水果，連皮打成果汁營養價值更高，如果擔心水果表皮可能上蠟，或殘留防腐劑和農藥，最好還是削皮後再使用。

但像蘋果這類水果，愈接近表皮，營養成分愈高。所以，使用榨汁機時，可以連皮使用，不過要注意清洗乾淨。

(4) 材料追求多變

儘可能搭配各種不同的蔬菜、水果調製。材料種類愈多，愈能吸收到各種不同的營養素，營養也更均衡。

(5) 不要放砂糖

健康蔬果汁原則上不加糖。

如果材料新鮮，就會有食物本身自然的甜味。有些蔬果汁或許需要適度添加糖分才好入口，這時可添加蜂蜜，但是要注

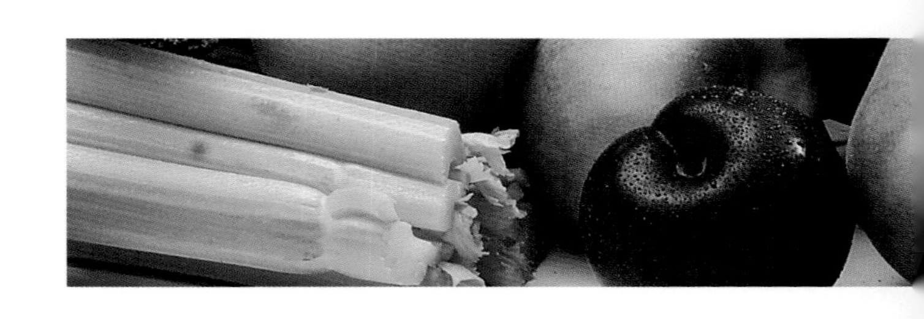

意其GI值(升糖指數)較高，要避免加太多。最好的建議是，添加沒有熱量的果寡糖，健康又美味。

(6) 快快做，快快喝

蔬菜和水果在沖洗過程中，也會造成維生素及礦物質的流失。儘快在短時間內完成，是調製健康蔬果汁的重要關鍵。快快做，快快喝，放久了，果汁也會走味。

(7) 每天1~2杯最適當

雖然是健康蔬果汁，也不是喝愈多愈好。每天頂多1~2杯就足夠。與其一次喝很多，不如每天一杯，持之以恆來得有效。

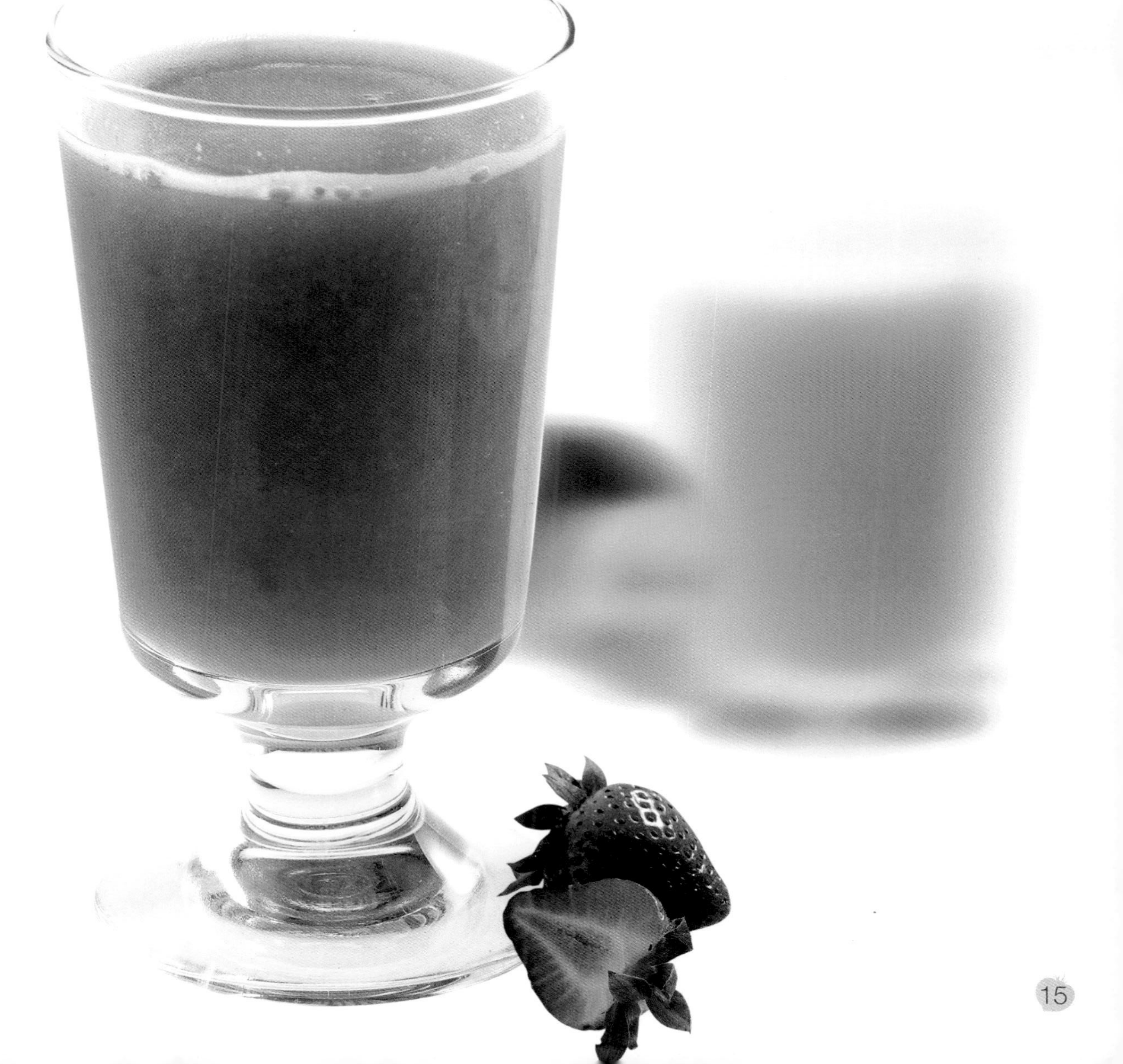

3 好原料才能做出優質蔬果汁

　　選擇水果的時候除了考慮到自身的需要之外，多選擇當季的蔬果，不但價格合理，當季的蔬果品質也會相對提高，是做蔬果汁要特別注意的因素。後頁說明常見蔬果原料效用，給大家參考。

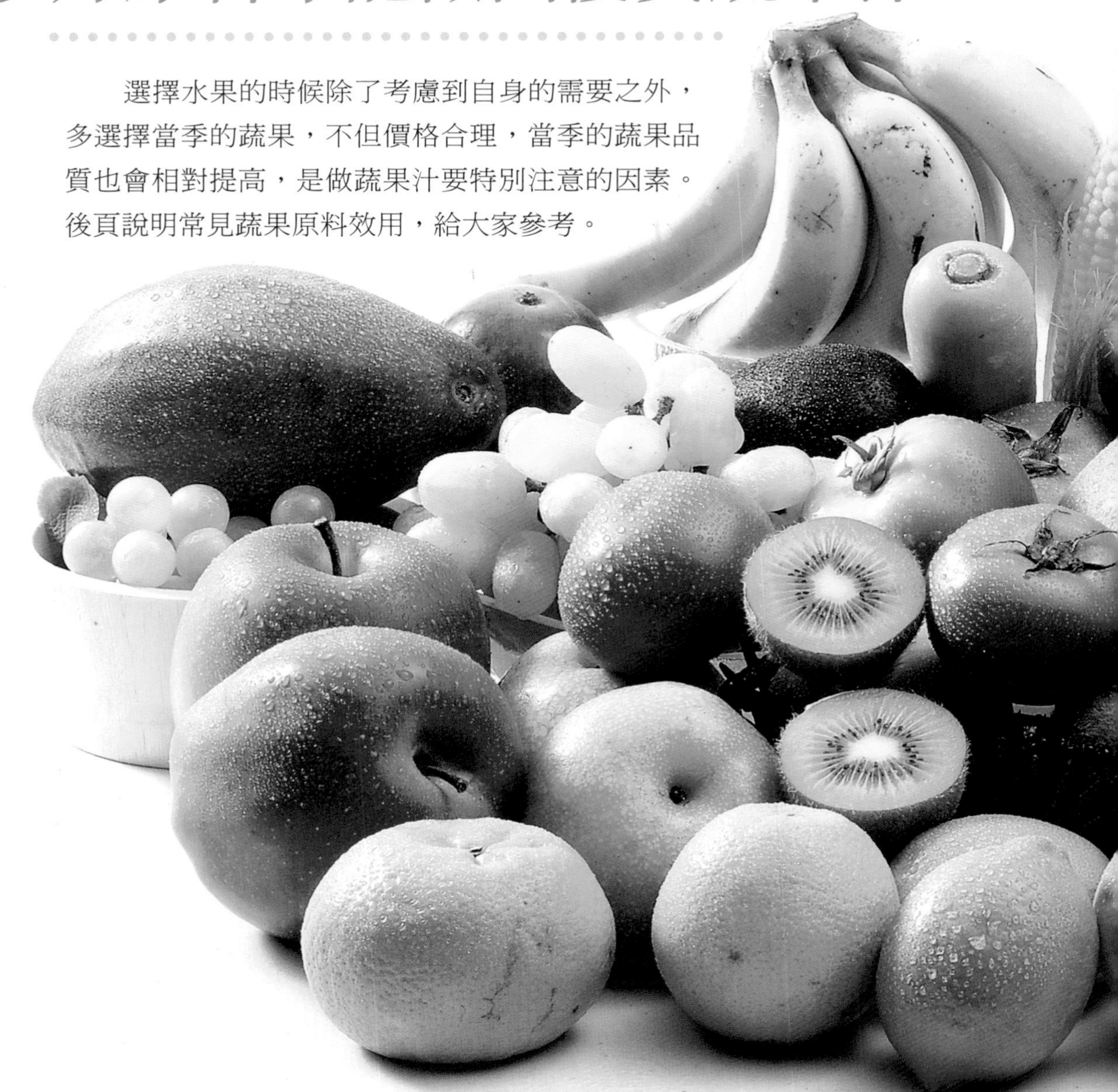

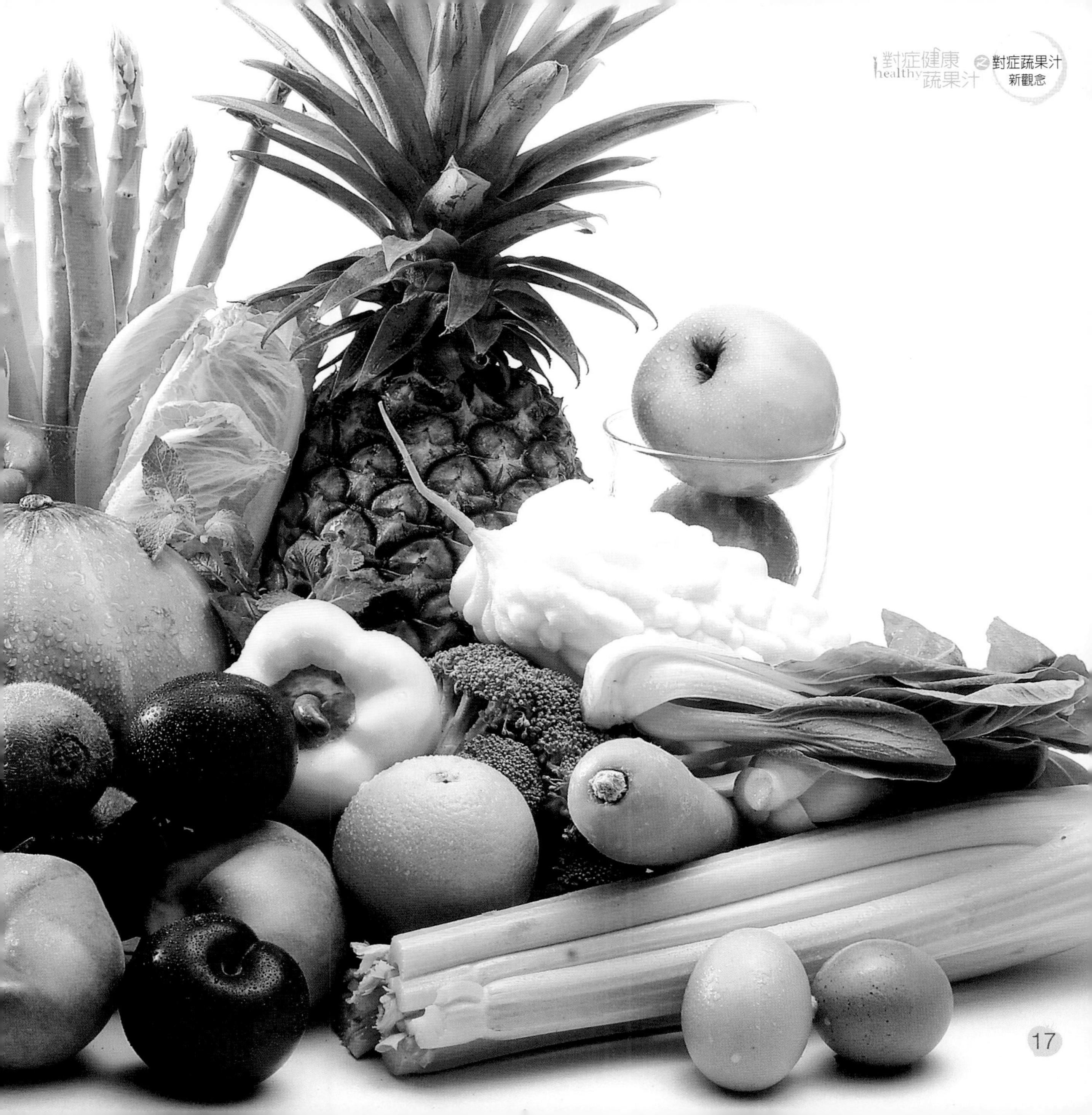

各種蔬果效用一覽表

類別	名稱	效用
蔬菜	高麗菜	維生素C含量豐富，綠色的的菜葉部分含有β-胡蘿蔔素，能發揮維生素A的效果。還含有可刺激腸道，具有通便效果的食物纖維。而維生素U則有助於預防和治療胃潰瘍、十二指腸潰瘍等症狀。
蔬菜	萵苣	胡蘿蔔素、維生素C以及鈣、鐵等含量豐富。有助改善失眠、神經焦慮，並具有解熱的功能。同時，因為含有蘋果酸和奎寧酸，因此略帶酸味。
蔬菜	南瓜	含豐富抗老化、抗癌的β-胡蘿蔔素，維生素B_1維生素B_2和維生素C等。同時，含有微量元素鈷，能增加體內胰島素分泌，對降低血糖有不錯效果。
蔬菜	蘿蔓	營養成分和萵苣差不多，不過其中維生素C、胡蘿蔔素、鈣質含量遠比其他萵苣類充沛，而鐵質含量則可媲美菠菜。
蔬菜	薑	具有獨特的香味和辛辣味，含有薑酮以及油狀的薑油、是桉樹腦等。可促進食慾、增進消化、促進胃液分泌等，有助於強化胃部功能。
蔬菜	芹菜	具整腸、壯陽作用，菜葉比白色的菜梗更營養，營養成分包括維生素B_1、B_2、鈣質等。具有降血壓、清潔血液等作用，也可以平肝清熱。
蔬菜	紅蘿蔔	維生素A含量居各種蔬菜之冠。根和葉都有豐富的胡蘿蔔素，以及維生素B_1、B_2，有安定人體神經系統、增強視力、抗病毒、抗腫瘤等作用。
蔬菜	綠色花椰菜	維生素、礦物質、植物纖維含量豐富，其中抗氧化的β-胡蘿蔔素和維生素C的含量豐富，可預防癌症。而且新鮮的綠色花椰菜，維生素C是檸檬的兩倍。維生素C有助改善雀斑、黑斑等皮膚的色素沈澱，維生素A則可以預防皮膚粗糙老化。
蔬菜	菠菜	維生素C、A，胡蘿蔔素、鐵質、鈣質等含量豐富，在黃綠色蔬菜中也算是首屈一指的營養模範生，有貧血、高血壓問題的人適合多食用。另外，食物纖維則有助刺激腸道蠕動，促進消化，清理腸胃積熱、補血潤燥。
水果	酪梨	是低碳水化合物的水果，含豐富的蛋白質、脂肪、維生素A、礦物質，糖分低，很適合體質瘦弱、肥胖者、糖尿病患者食用。成熟果實含大量天然油脂，有綠色奶油之稱。亦含有維生素E，屬不飽和脂肪酸，能滋養美顏，降低膽固醇，防止動脈硬化和人體機能老化，為天然的美容食物。
水果	草莓	品種很多，維生素C含量在各種水果中名列前茅。除此之外，還含有果糖、葡萄糖等糖分，以及奎寧酸、蘋果酸等有機酸。具抗氧化作用，美容養顏，增強免疫力，健全細胞組織，預防感冒和心血管疾病，清熱潤肺，利尿解酒。
水果	橘子	主要成分為蔗糖、果糖、葡萄糖等糖類，而酸性成分則有奎寧酸、維生素C等，含量豐富。此外還含有β-胡蘿蔔素、維生素E等。具有生津止渴，清熱潤肺，開胃理氣之效。

水果

水果	說明
奇異果	含豐富的纖維質、果膠、維生素C及12種氨基酸。尤其奇異果的維生素C含量大約是橘子的2.5倍，有助於改善臉上的黑斑、雀斑，美容養顏、開胃整腸、增進食慾、預防便秘。
葡萄柚	營養素以蔗糖、果糖、葡萄糖等糖分為主，也含有黃酮因此帶有苦味。口感清爽，富含維生素C，能消除食物油膩、美容養顏、去除齒垢、降低膽固醇、減低心血管疾病、防癌等功效。
西瓜	果汁中含有蘋果酸、胡蘿蔔素、維生素A、β-胡蘿蔔素，具清熱解渴、利尿消腫、解酒毒之功效。如果水腫現象嚴重，可直接食用果肉。
香蕉	含豐富的醣類、維生素B_1、維生素B_2、胡蘿蔔素外，也有豐富的礦物質鉀、鋅等微量元素，具有通腸潤便、排除熱毒、安定神經的功效。
蘋果	含有蘋果酸、奎寧酸、酒石酸等酸性成分。尤其是蘋果酸具有消炎作用，對胃酸過多、慢性胃炎等症狀有幫助。此外，糖分和纖維質也很豐富，具有整腸效果，可以治拉肚子、便秘，能增進飽食感，有減肥功效。
檸檬	有助恢復疲勞、增進食慾。果肉、果皮都含有豐富的維生素C、檸檬酸、蘋果酸、精油，具有殺菌作用、潤滑肌膚、預防動脈硬化、排除體內毒素、減肥等作用。

其他

其他	說明
黃豆粉	是用大豆磨成粉所製成，維生素B_1、B_2含量豐富。
牛奶	含有優質蛋白質、維生素、以及礦物質，也含有豐富的鈣質，可以防止骨頭老化，而且容易吸收。
芝麻	黑芝麻香味濃，白芝麻適合磨成芝麻粉。兩者都含有豐富的鈣質、磷、維生素E，自古就被視為最佳滋養品。
豆腐	蛋白質、鈣質含量豐富，比其製作原料——大豆，更容易消化吸收。鈣質方面，只要半塊豆腐，就可以媲美200cc的牛奶。
蜂蜜	主要成分和砂糖一樣，以果糖和葡萄糖為主，不過熱量比砂糖低。除此之外，還含有蛋白質、乳酸、維生素E、鐵質等。而且果糖對於解酒，或預防宿醉都有效。
蛋	營養價值和牛奶並駕齊驅，含有豐富的優質蛋白質、維生素、礦物質等。營養價值高，但是不含維生素C。每天1~2個蛋，不必擔心膽固醇過高，反倒是蛋中的卵磷脂，有助排除血液中的膽固醇。
果寡糖	果寡糖不能被人體的消化酵素分解，但又可被腸中的細菌發酵利用，每克約只產生0~2.5大卡的熱量，熱量很低，還可作為體內益菌生長的養料，是整腸、促進正常排便的好幫手。

4 營養不流失，需要好工具

目前市面上有幾種工具，可幫助我們調製健康、美味的蔬果汁，由於每種工具都有特色，可以根據目的，以及個人嗜好選用。

1 榨汁機

內部裝有旋轉式調理刀可以切碎食材，同時利用離心力原理，能將殘渣和果汁分離。一般而言，比較適用於柑橘類或小黃瓜、芹菜等水分較多的材料，另外如果是葉菜類也可以輕易打成汁。不過香蕉、酪梨等黏度較高的食材，比較適合使用果汁機。

榨汁機可以濾除果皮、纖維質，優點是，打出的果汁口感好，喝來更順口；缺點則是，無法食用到纖維質及果皮所含其他營養成分。

2 果汁機

可以將食材切得很細，再加以攪拌。除了水分多的蔬果外，也適用於香蕉、酪梨、水蜜桃等果質比較黏稠的食材。除了蔬果外，如需要添加牛奶、優格、小麥胚芽等材料也十分方便。

而打出的果汁，因為帶有纖維，感覺比較濃稠。如果有便秘的煩惱，需要多攝取食物纖維時，相當適合利用果汁機。由於榨汁機和果汁機的功能不同，最好能準備兩種功能兼備的調理機。

3 手動果汁機

手動型果汁機，適合少量時使用。可以直接在杯子裡打汁，善後工作也很輕鬆。

4 其他器具

也可用磨盤(磨芝麻之類的)磨碎，或用菜刀剁碎後，再用紗布榨汁。適合少量時使用。

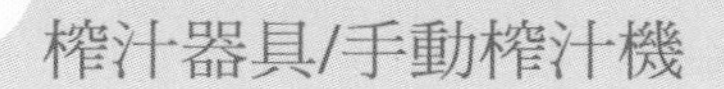

5 榨汁器具/手動榨汁機

適合於檸檬、橘子等柑橘類榨汁用。用果汁機打好的果汁中需要添加檸檬汁時，就可用此將檸檬榨汁後使用。除了檸檬外，也有較大型的榨汁器具，可供葡萄柚使用。材質方面有玻璃製、不鏽鋼製等。

至於手動榨汁機則適用於西瓜、橘子、葡萄等，果肉較鬆軟的蔬果。

6 生機調理機

是用熱處理不銹鋼旋轉刀刃將蔬果切碎，最高轉速有20000轉，就算是想要自製冰沙也很方便，融合了果汁機與榨汁機的優點，可以喝到被熱處理不銹鋼旋轉刀刃高速運轉下磨細的纖維，也不會有果汁機過於黏稠的纖維口感，既可以保存纖維質的攝取，又可以保有美味的口感，是做優質蔬果汁的最佳幫手。

5 健康蔬果汁Q&A

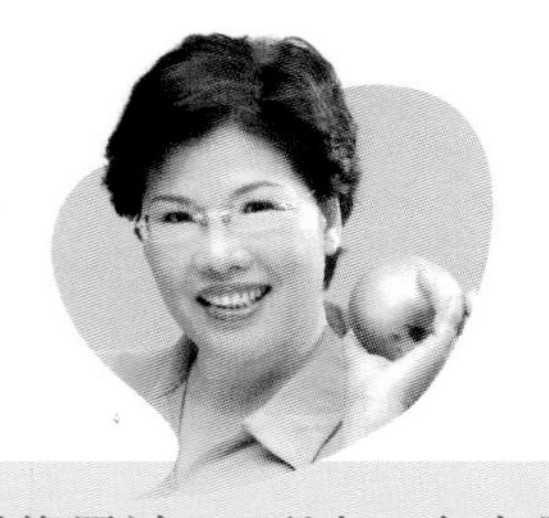

Q1 小黃瓜和紅蘿蔔會破壞維生素C，是真的嗎？

Ans 雖然營養價值不高，不過清爽的口感和氣味，是小黃瓜廣受歡迎的原因。而小黃瓜中確實含有會破壞維生素C的酵素，搭配其他蔬果時最好小心。

紅蘿蔔也有同樣的問題。除了含有豐富的維生素A外，還富含胡蘿蔔素和維生素B_1、B_2、礦物質等營養素，不過根部和小黃瓜一樣，也含有會分解維生素C的酵素。

的確，在生吃紅蘿蔔時，多少要留意其他搭配的食材，不過紅蘿蔔本身的營養成分遠超過它的負面因素，也是健康蔬果汁不可或缺的重要原料，最好能多加利用。

此外，當紅蘿蔔或小黃瓜要搭配其他蔬果調製果汁時，添加少量的檸檬汁，可以抑制酵素作用，降低對維生素C的破壞。

Q2 自己調製蔬果汁　可以　次大量製作再加以保存嗎？

Ans 的確，與其每天早上抽空做蔬果汁，不如一次大量作好最省事。尤其是必須針對家人調製各種不同蔬果汁的家庭主婦，更是非常麻煩。因此有人會希望一次做好多種蔬果汁，放到冰箱冷藏。不過，遺憾的是，如此一來，蔬果汁的營養價值就會流失大半。

喝健康蔬果汁的原則是，使用新鮮的蔬果，而且現做現喝，才能讓蔬果的健康功效發揮到最高。由於蔬果中的維生素，會隨著時間而氧化，因此不論使用的材料多新鮮，如果不馬上飲用就沒有意義。

現榨的蔬果汁放久了不僅營養價值會流失，口味也會變差。因此快快做，快快喝是調製蔬果汁的鐵則。

所以，我們建議，與其感嘆蔬果汁無法保存，不如好好的享受這大自然賜予的新鮮滋味才是。

Q3 蔬果的營養分都濃縮在蔬果汁中，最適合減肥時飲用，但光喝蔬果汁營養足夠嗎？

Ans 一般人瘦身減肥時都愛吃生菜沙拉，這可能是基於蔬菜熱量低，有助於健康、美容。此外，不必吃太多就能讓肚子有飽足感。

不過，其實光靠蔬菜沙拉或果汁，營養攝取量是不夠的。蛋白質、脂質、糖分等更是絕對不夠。因此，如果要靠喝蔬果汁減肥，根本是本末倒置的做法，也失去喝蔬果汁的意義。

其實，平常飲食就要注意營養均衡，瘦身時尤其重要。要瘦身最有效的辦法是，抑制糖分的攝取，全面降低熱量，但也別忘記要吸收足夠的蛋白質，然後再飲用蔬果汁，補充維生素以及礦物質的不足。

此外，要瘦得健康，除了飲食要注意，也要配合多運動，以增加熱量的消耗。經過這些綜合搭配措施，減重瘦身的效果才健康，也容易顯現

Q4 由於果汁含有豐富的果糖，口味佳，不由得喝了太多，如此是否會因為糖分攝取過多影響身體健康？

Ans 水果是調製蔬果汁不可或缺的重要材料。尤其是西洋芹、芹菜、青椒等蔬菜含有特殊的刺激味，光喝可能較難接受，如果能添加些果汁，可以讓口感變好，喝來更順口。尤其是檸檬、橘子等柑橘類，清爽的酸味和芳香可以淡化蔬菜的青澀味。其中又以蘋果最討好，不論任何蔬菜只要有蘋果調味，都會變得很可口。

一方面，水果為主的果汁，由於有多種水果配合，可以同時享受多種口味，維生素的攝取也更充足。不過也要注意，可別因為太好喝，忍不住多喝了。因為水果中除了維生素外，蔗糖、果糖的含量也很可觀，如果吃太多，多餘的糖分會轉換成中性脂肪，囤積在體內。因此如果當是一般蔬菜汁喝多了，可能會造成肥胖。

Q5 請問如何選購蔬果？

Ans 現代蔬果幾乎四季都不虞匱乏，因此也似乎變成沒有所謂的「當令蔬果」。走進超市，隨時都可以找到任何季節的蔬果，因此材料不成問題。

不過，調製蔬果汁時，最好還是使用當令的蔬果。因為只有在盛產期營養最豐富，而且價格低廉，也最美味可口。

挑選一些新鮮蔬果流通較快，或是專賣季節性蔬果的店家，作為選購目標。同時挑選時要看水分是否飽滿，而且不要有腐爛。另外值得注意的是，每次只買需要的分量，不要一次大量購買。

此外，要保持蔬果的新鮮，保存方法也必須注意。如果是葉菜類，最好用報紙或是濕毛巾包好放入塑膠袋，再放入冰箱冷藏。而根莖類或芋類可在室溫保存。放置蔬果時，不要橫放或倒放，而是順著自然狀態立著放，鮮度才能保存較久。

多多利用當令蔬菜，除了能體驗季節變化的感覺，也更能享受蔬菜汁的新鮮滋味。

預防慢性病蔬果汁

GOOd for you

JUICE

對症蔬果汁功用參考表

1 癌症

蜂蜜番茄汁／自由基殺手
黃瓜西芹綜合蔬果汁／抗癌聖品
草莓優酪乳／防癌解壓
橘子優酪乳／殺死癌細胞

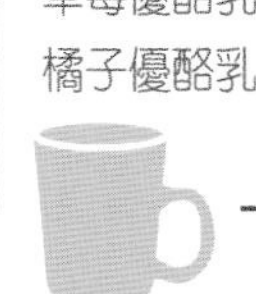

2 動脈硬化

紅蘿蔔蘋果汁／脂肪走光光
番茄芹菜蘿蔔汁／血管大掃除
草莓萵苣蘆筍汁／疏通血管
番茄芹菜豆腐汁／嚇跑膽固醇

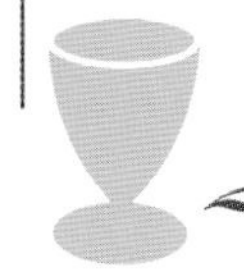

3 高血壓

高麗菜番茄蘋果汁／降血脂降壓力
明日葉奇異果汁／強化血管
香蕉哈蜜瓜奶昔／通血路
番茄葡萄柚優酪乳／戒菸降血壓

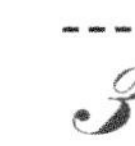

4 肝病

石蓮蘆薈蜂蜜汁／萬能解毒
紅蘿蔔檸檬梨汁／緩解肝臟發炎
番茄甘蔗汁／保肝固肝
南瓜柑橘汁／強化肝功能

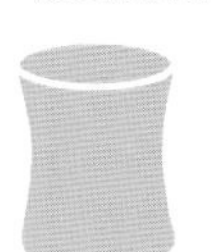

5 痛風

大黃瓜汁／降尿酸
胡蘿蔔萵苣蘋果汁／告別痛風

6 糖尿病

番茄海帶汁／糖尿病剋星
高麗菜番茄綜合果汁／速降血糖
紅蘿蔔南瓜牛奶／血糖值不再升
菠菜優酪乳／糖尿病斷根

7 腎臟病

酪梨香蕉牛奶／強壯腎臟
西瓜梨子汁／去尿毒消水腫
奇異果梨子汁／利尿整腸
草莓香瓜優酪乳／保護腎臟

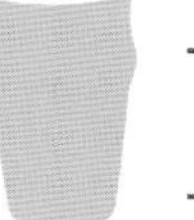

8 貧血

蜜棗黃豆牛奶／增加血紅素
芥蘭薄荷汁／補血良方
菠菜柑橘汁／補充鐵質
芹菜鳳梨牛奶／跟貧血說拜拜

9 便秘

香蕉咖啡牛奶／順暢乳品
奇異果鳳梨汁／舒服通便
青豆橘子汁／速效整腸軟便
紅蘿蔔優酪乳／腸胃通順

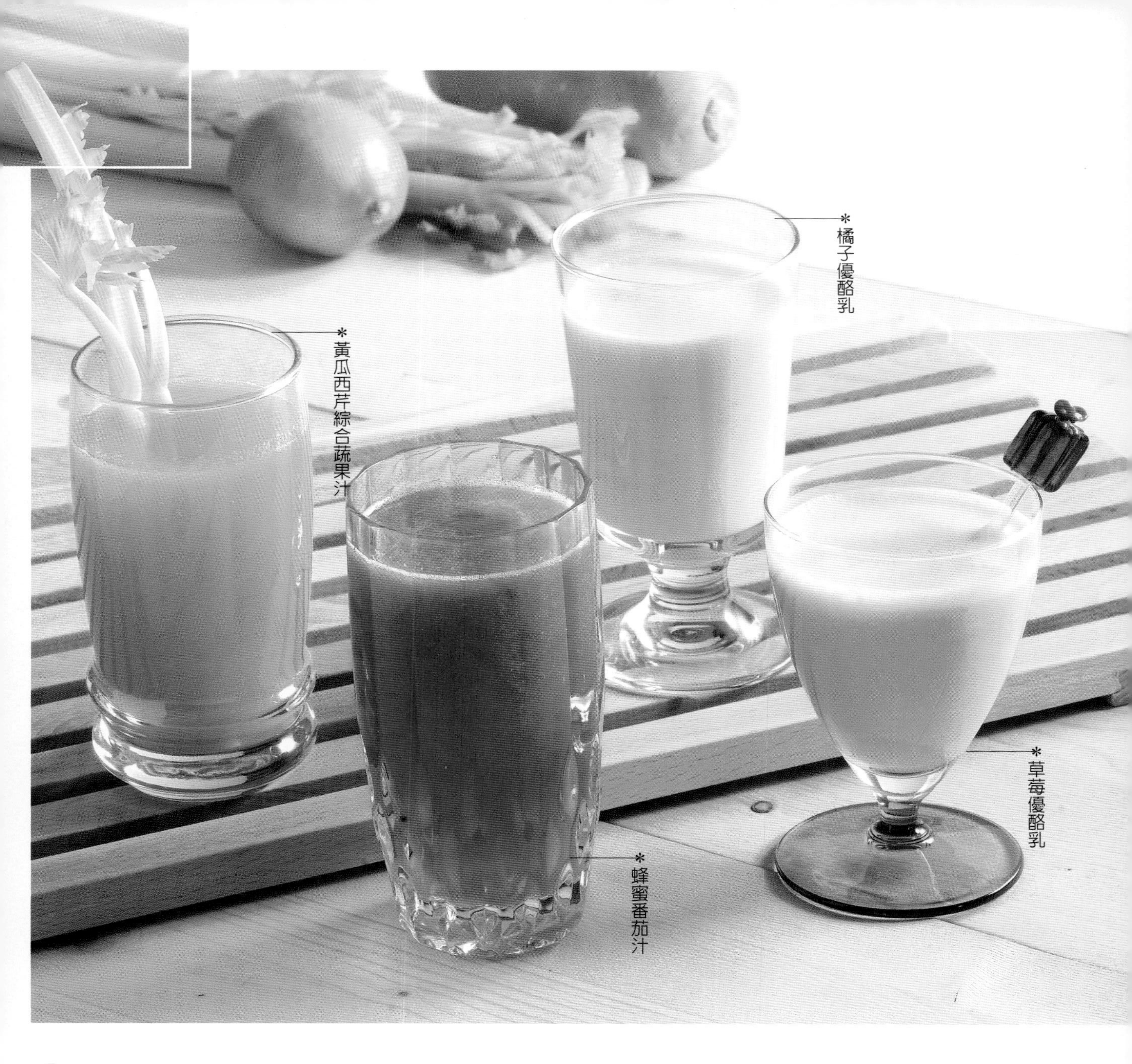
*橘子優酪乳
*黃瓜西芹綜合蔬果汁
*草莓優酪乳
*蜂蜜番茄汁

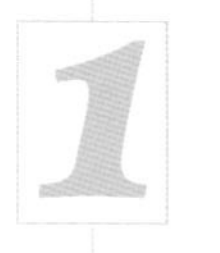

癌症

癌症又稱惡性腫瘤，是人體內一些不正常的細胞，因為生長快速而去影響及侵犯到正常的組織器官造成壓迫、潰爛、感染或其他等原因，導致出血、疼痛或器官功能喪失等症狀。

雖說人類在癌症的研究過程已有一大進步，但仍無法真正瞭解多數癌症發生的原因。有些因子不是在我們控制的範圍內，但有些是我們可以做的，比如說，多吃低脂食物、蔬菜、水果及五穀類，每天至少需要30分鐘的體能活動，達到並維持健康的體重……等等，而以下所介紹的蔬果汁，都含有豐富的抗氧化素，能有效促進身體活化，減低癌症對您的威脅。

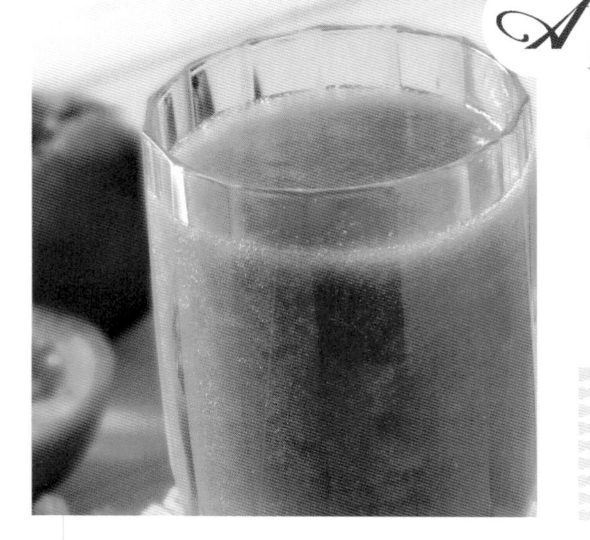

自由基殺手

A 蜂蜜番茄汁

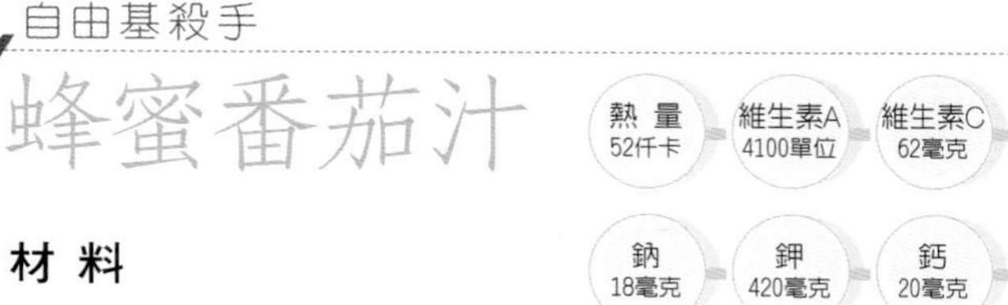

材料

紅番茄 2顆
冷開水 1杯（約240cc）
蜂蜜 1大匙

做法

1. 番茄洗淨，去蒂頭，切小塊。
2. 將所有材料，放入生機調理機中攪打2分鐘。

健康好情報

番茄含豐富的維生素C和E、磷、鈉、鉀、鎂、胡蘿蔔素、茄紅素、檸檬酸、蘋果酸等有機酸。而其中的番茄紅素，具抗氧化物質，可以殺死自由基，有抗癌作用。同時有清熱、健胃、消食、生津、利尿等功效。因此西方有句諺語：「番茄紅了，醫生的臉就綠了。」顯示番茄的健康功效有多強了。

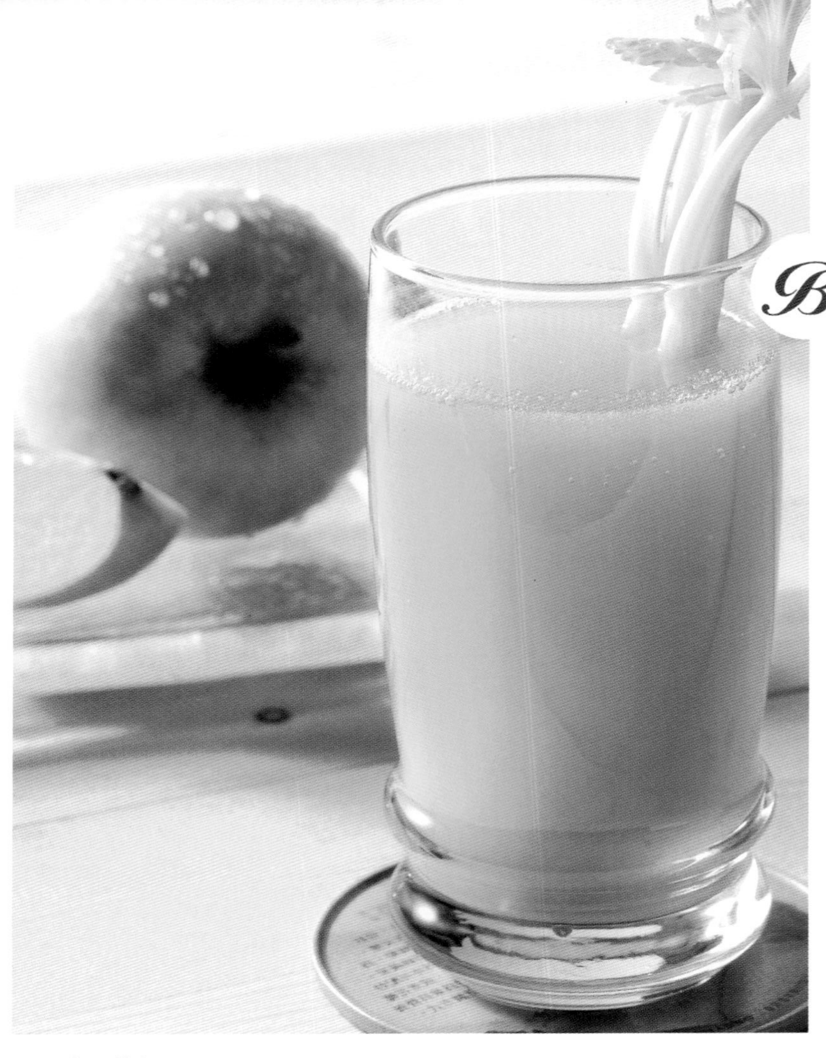

抗癌聖品

B 黃瓜西芹綜合蔬果汁

熱量	維生素A	維生素C
49仟卡	43單位	23.5毫克

鈉	鉀	鈣
50毫克	375毫克	59.5毫克

材料

大黃瓜	1/5條	苦瓜	1/5條
西芹	1片	冷開水（約240cc）	1杯
青蘋果	1顆	果寡糖	2大匙
青椒	1/3個		

做法

1. 大黃瓜洗淨，去皮去籽，切小塊。
2. 青蘋果去心，切小塊。西芹洗淨，切小塊。
3. 青椒、苦瓜分別洗淨去籽，切小塊。
4. 將所有材料放入生機調理機中，先用瞬動打1~2次，再切換至1或2轉速，攪打2分鐘。
5. 倒出，拌入果寡糖後即可食用。

健康好情報

1.大黃瓜含豐富的維生素C，並含大量的矽、硫、鉀、磷、氯、鈣，為天然利尿劑，能淨化血液，清理腸胃積熱，利尿、消水腫、解毒。

2.西洋芹含大量芹菜葉、精油、鐵、鈣，具有降血壓、清潔血液作用。

3.青蘋果、蘋果的果皮深具療效，含有一種橡黃素的抗氧化合物，能預防癌症。

4.青椒含豐富的維生素C及矽元素，具有活化細胞組織，促進新陳代謝，增強人體免疫力，美容養顏，抗老化。

5.苦瓜所含的維生素C是西瓜、胡瓜的兩倍，蘋果的9倍，而苦瓜中萃取的一種胰蛋白酵素抑制劑，能抑制癌細胞分泌蛋白酵素，以阻止壞組織擴大和癌細胞的生長。

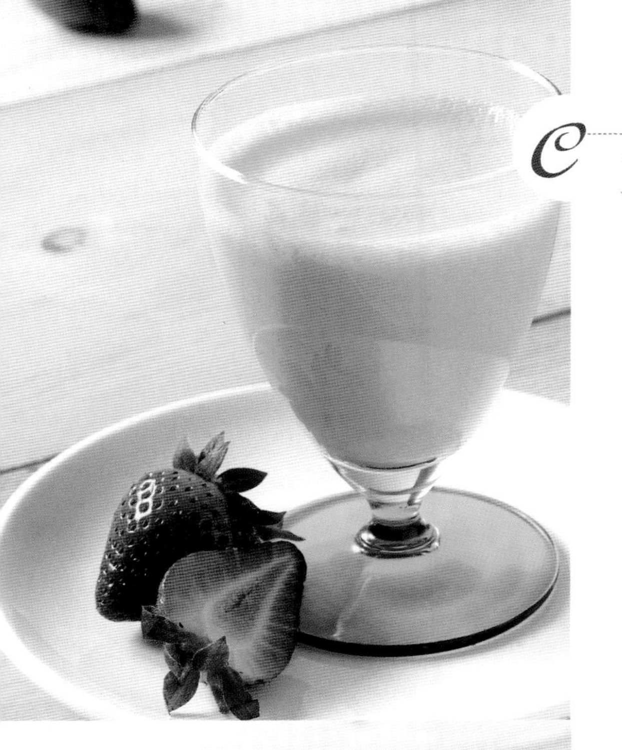

防癌解壓

C 草莓優酪乳

熱量	維生素A	維生素C
197.1仟卡	11.1單位	33毫克

菸鹼酸	鈉	鉀
3.4毫克	71.4毫克	354毫克

材料

小草莓 10粒（約2~3兩重）　原味優酪乳 1杯（約240cc）

做法

1. 挑選熟度夠的草莓，洗淨，切除蒂頭。
2. 把草莓與優酪乳同時放入生機調理機內，蓋上蓋子，啓動電源攪打2分鐘。
3. 草莓打碎時，掀開蓋子，隨即倒入原味優酪乳，一起攪打均勻後，倒出即可食用。

健康好情報

草莓優酪乳汁是具有癌症遺傳體質的人，或工作忙碌、壓力大，經常容易感冒者的最佳選擇。

但要注意的是，草莓的草酸含量較高，對於容易罹患泌尿系統結石的患者，不宜多喝純草莓汁，而應與含鈣高的乳製品一起食用，以減少草酸在腸道中被吸收，預防結石的形成。

殺死癌細胞

D 橘子優酪乳

熱量	維生素A	維生素C
267.6仟卡	160.35單位	96.75毫克

鈉	鉀	鈣
71.4毫克	387.75毫克	205.2毫克

材料

橘子 1.5個（1個約6兩重）　原味優酪乳 1杯（約240cc）

做法

1. 橘子洗淨後，橫切成兩半。以擠汁器擠出橘子汁，倒入杯中；或用橘子肉，以果菜榨汁機榨汁。
2. 加入原味優酪乳，拌勻就可以喝了。

健康好情報

有過敏體質者、手術前後的病患、抵抗力弱的老人家、有癌症遺傳體質的人、視網膜有病變的患者均可適量的攝取，以提升保健的功效。甚至，糖尿病患者，要注意水果糖分的攝入分量，可以用橘皮泡水喝來取代水果糖分的攝入。

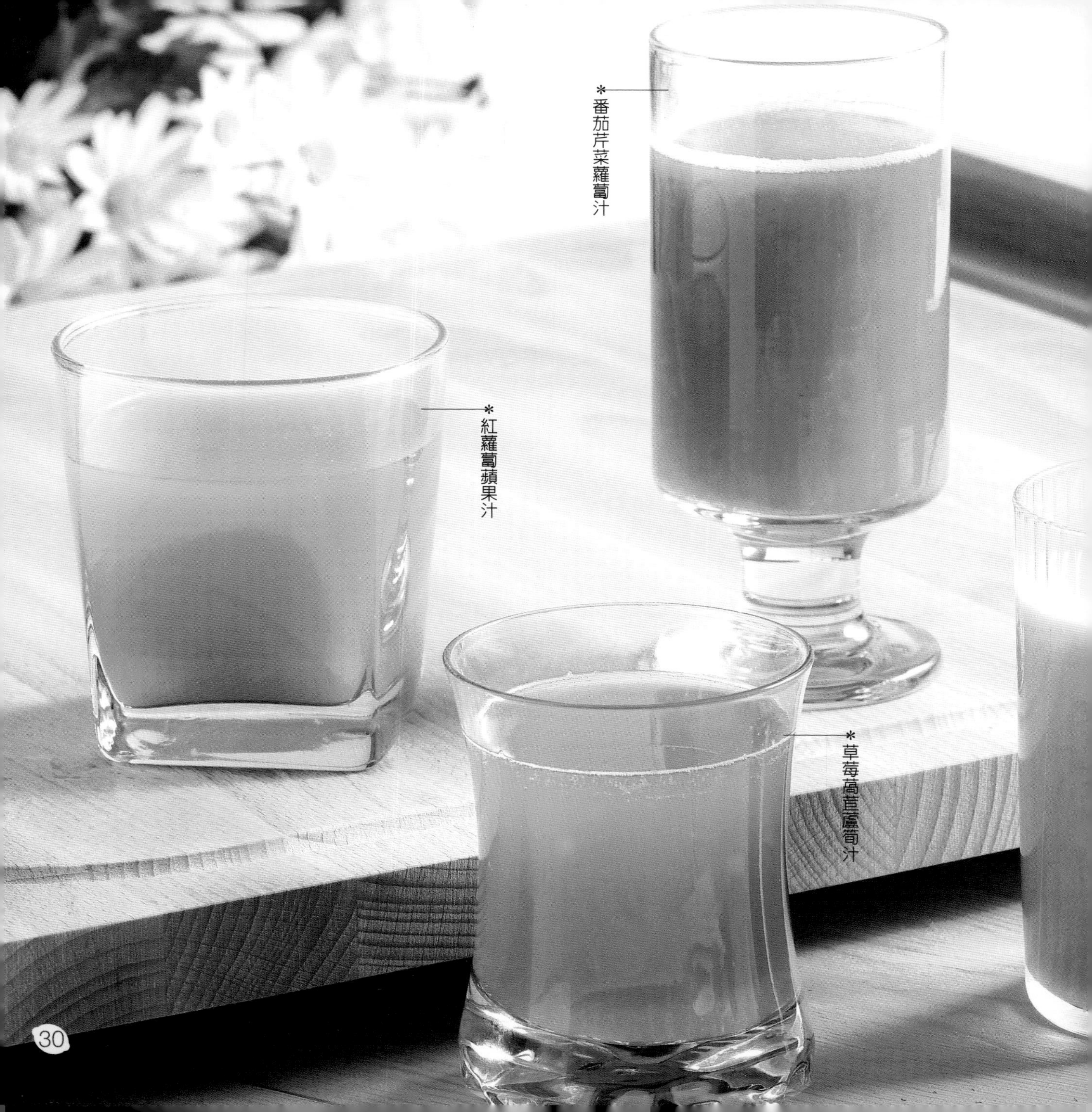
*番茄芹菜蘿蔔汁
*紅蘿蔔蘋果汁
*草莓萵苣蘆筍汁

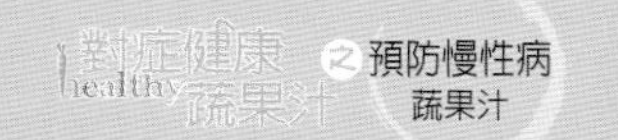

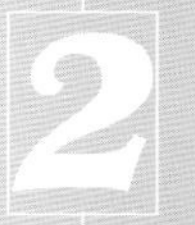

2 動脈硬化

*番茄芹菜豆腐汁

動脈硬化發生的原因，主要是血管老化和產生動脈粥狀硬化塊，造成血管彈性變差和血管阻塞，在心臟，輕微的是造成狹窄的症狀，如心絞痛，是冠狀動 脈血管變窄，造成血液灌流不足，致使心肌發生缺氧的症狀，表現是前胸壓迫性窒息樣的疼痛，常是與運動，壓力有關，大部分持續幾秒鐘到５分鐘以內。嚴重的是，發生急性心肌梗塞，症狀是更厲害又持續性的心絞痛，胸痛常持續超過30分鐘以上，常伴隨冒冷汗與轉移痛(下顎或肩膀或左臂……)，主要是動脈硬化塊破裂，造成急性血栓完全阻塞冠狀動脈所致，嚴重則造成休克或致死亡(猝死)。

高血脂症是指，血中膽固醇或三酸甘油脂過多現象，是造成動脈硬化和心臟病的主要原因。當三酸甘油脂過高，囤積在皮下組織時，會造成肥胖。囤積在血管壁時，會造成血管脆弱，引發動脈硬化；囤積在脂肪時，會造成脂肪肝，必須靠運動和均衡的飲食加以防範。

以下介紹這幾道蔬果汁，都有消脂、降低膽固醇的功效，每天一杯，讓您不用擔心身體裡會有「不定時炸彈」的危險。

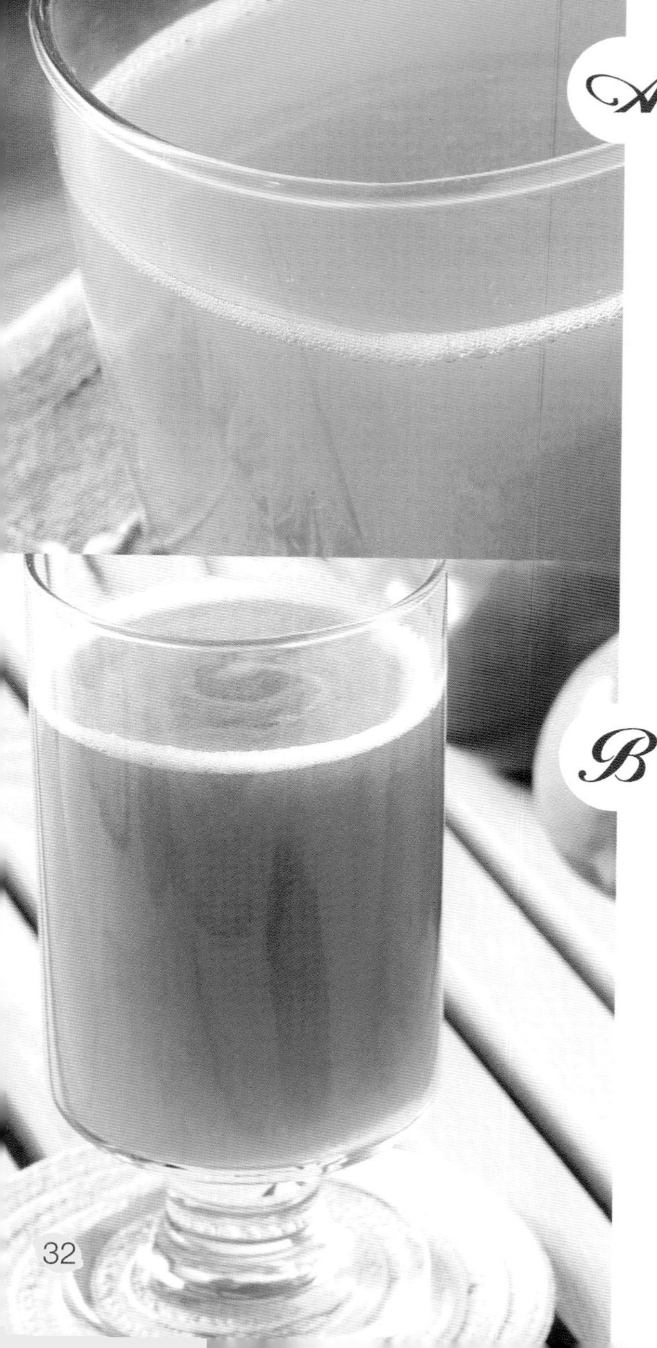

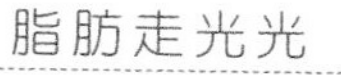

脂肪走光光

A 紅蘿蔔蘋果汁

熱量 144仟卡　維生素A 4113單位　鈣 52毫克　鉀 667毫克

材料

紅蘿蔔（約3兩）	100公克
苜蓿芽（約1兩）	30公克
蘋果（約5~6兩）	200公克
檸檬汁	2大匙
果寡糖	2大匙
冷開水（約240cc）	1杯

做法

1. 紅蘿蔔去皮，蘋果去心，分別切成小塊。
2. 上述材料放入生機調理機中攪打2分鐘。

健康好情報

紅蘿蔔有「平民的人參」之稱。其中豐富的β-胡蘿蔔素，是強力抗氧化劑，可防止細胞遭受破壞、抗癌。
胡蘿蔔、蘋果含有豐富的食物纖維，除了有助於降低血液中的膽固醇，還能預防血糖升高，抑制脂肪的吸收，可避免過度肥胖，引發動脈硬化。

血管大掃除

B 番茄芹菜蘿蔔汁

熱量 59仟卡　維生素A 504單位　維生素C 64毫克　鈣 63毫克　鉀 859毫克

材料

番茄（約5~6兩）	200公克
白蘿蔔（約3兩）	100公克
芹菜	1/4支
檸檬汁	1大匙
果寡糖	2大匙
冷開水（約240cc）	1杯

做法

1. 番茄、芹菜，蘿蔔去皮，切成適當大小。
2. 所有材料放入生機調理機中攪打2分鐘，即可飲用。

健康好情報

番茄含有維生素B_6，可以讓血管大掃除，預防動脈硬化。而其中所含的番茄紅素，具抗氧化物質，可以殺死自由基，有抗癌作用。

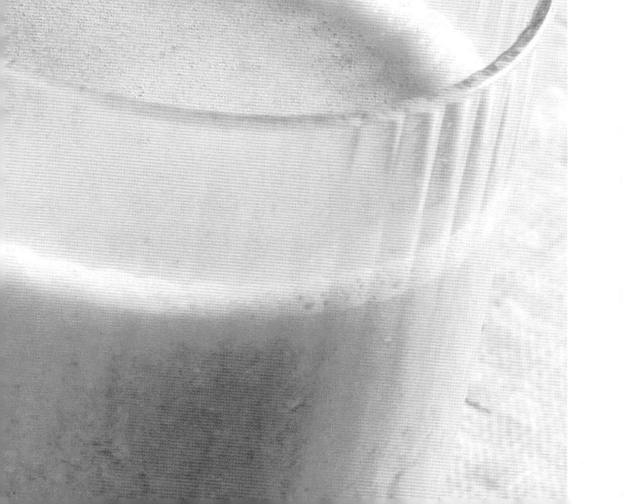

疏通血管

C 草莓萵苣蘆筍汁

熱量 79仟卡 | 維生素A 184單位 | 鉀 507毫克

材料

材料	份量
綠蘆筍（約1.5兩）	60公克
萵苣（約3兩）	100公克
草莓（約3兩）	100公克
檸檬汁	1大匙
果寡糖	2大匙
冷開水（約240cc）	1杯

做法

1. 草莓去蒂，蘆筍切小段、萵苣剝小塊。
2. 將材料全部放入生機調理機中攪打2分鐘即可。

健康好情報

綠蘆筍含黃酮類化合物、天門冬素，及豐富的維生素A、B、C、E，能清潔血液，利尿、降血壓、保護血管，增強免疫力，預防動脈硬化，具有擴張末梢血管的功能。

嚇跑膽固醇

D 番茄芹菜豆腐汁

熱量 67仟卡 | 蛋白質 4.6公克 | 維生素A 296單位 | 維生素C 32毫克 | 鈣 82毫克

材料

材料	份量
番茄	1個
嫩豆腐（約2兩）	70公克
芹菜（1支）	20公克
檸檬汁	1大匙
蜂蜜	2大匙
冷開水（約240cc）	1杯

做法

1. 番茄、芹菜切2、3公分長。豆腐適度切塊。
2. 上述材料一起放入生機調理機中攪打2分鐘，如果太濃可以加冰水。

健康好情報

紅番茄能淨化血液，抑制血栓形成，而西芹含豐富的鉀，預防高血壓，同時具有抗血栓作用，能使血液循環順暢，防止血塊凝結、預防動脈硬化。高血壓、動脈硬化也有不錯的效果。

豆腐含的不飽和脂肪酸和卵磷脂可以降低血液中的膽固醇，對於心血管疾病、糖尿病、骨質疏鬆症、肥胖及癌症患者是很好的食物，從本果汁可以攝取食物纖維以及優質蛋白質。

3

高血壓是血壓超過正常範圍。也就是收縮壓超過140毫米水銀柱(mmHg)，或舒張壓超過90(mmHg)。高血壓是最常見的心血管疾病，伴隨的併發症有腦中風、心肌梗塞，以及腎臟方面的疾病，是可怕的隱形殺手。

預防高血壓必須設法排解生活壓力，並避免肥胖。飲食，最忌鹽分攝取過量。平時要有適度的運動，避免緊張，還要有充分的休息及睡眠。

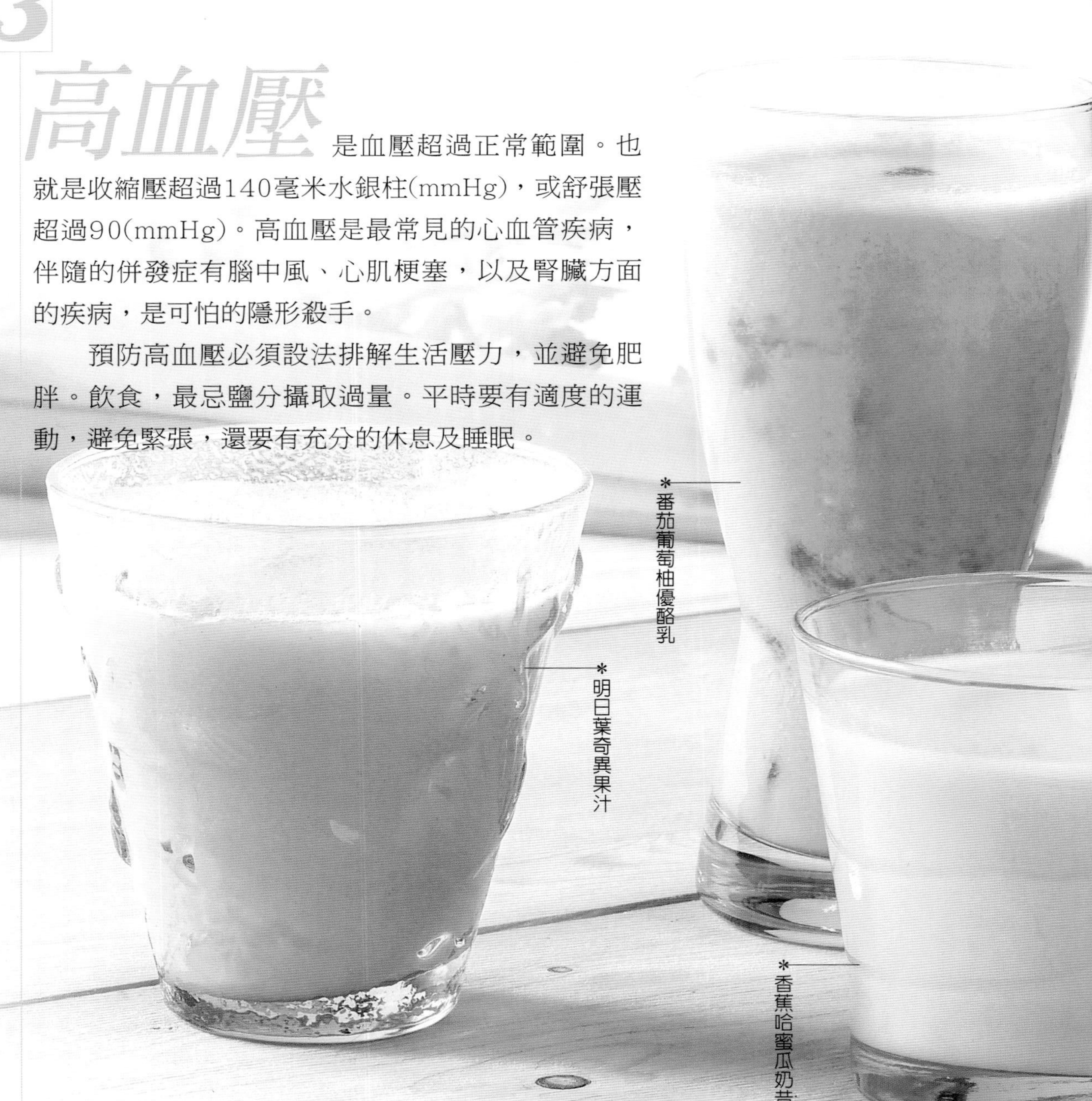

*番茄葡萄柚優酪乳

*明日葉奇異果汁

*香蕉哈蜜瓜奶昔

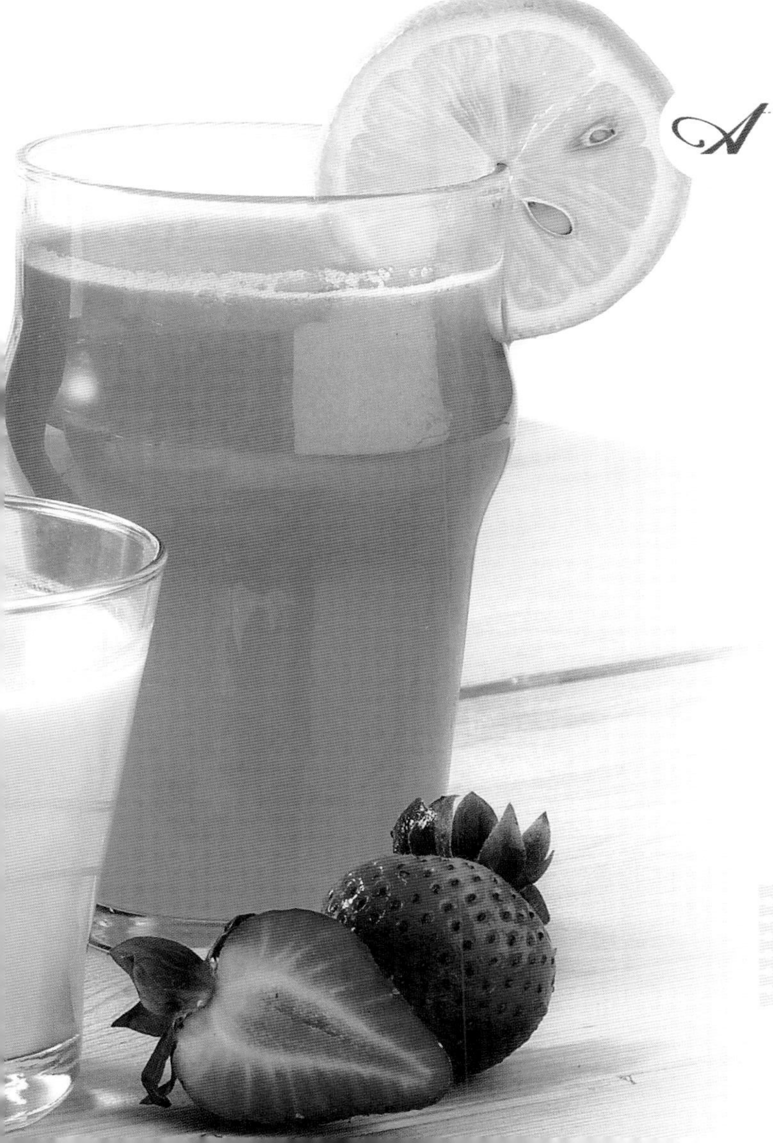

降血脂降壓力

A 高麗菜番茄蘋果汁

熱量 98仟卡 | 維生素C 86毫克 | 鈣 74毫克 | 鉀 555毫克

材料

- 高麗菜 150公克（約4兩）
- 番茄 50公克（約1.3兩，約1小顆）
- 蘋果 100公克（約3兩，約1/2個）
- 檸檬汁 1大匙
- 果寡糖 2大匙
- 冷開水 1杯（約240cc）

做法

❶ 蘋果帶皮去心，適度切塊。高麗菜、番茄切好備用。

❷ 上述材料全部放入生機調理機中攪打2分鐘。

健康好情報

高麗菜含有豐富的鉀，可以幫助體內排除過剩的鹽分，降血壓，維生素U，有解毒作用，能改善肝臟機能。番茄、蘋果具有精神鎮靜效果，有助於緩和壓力。

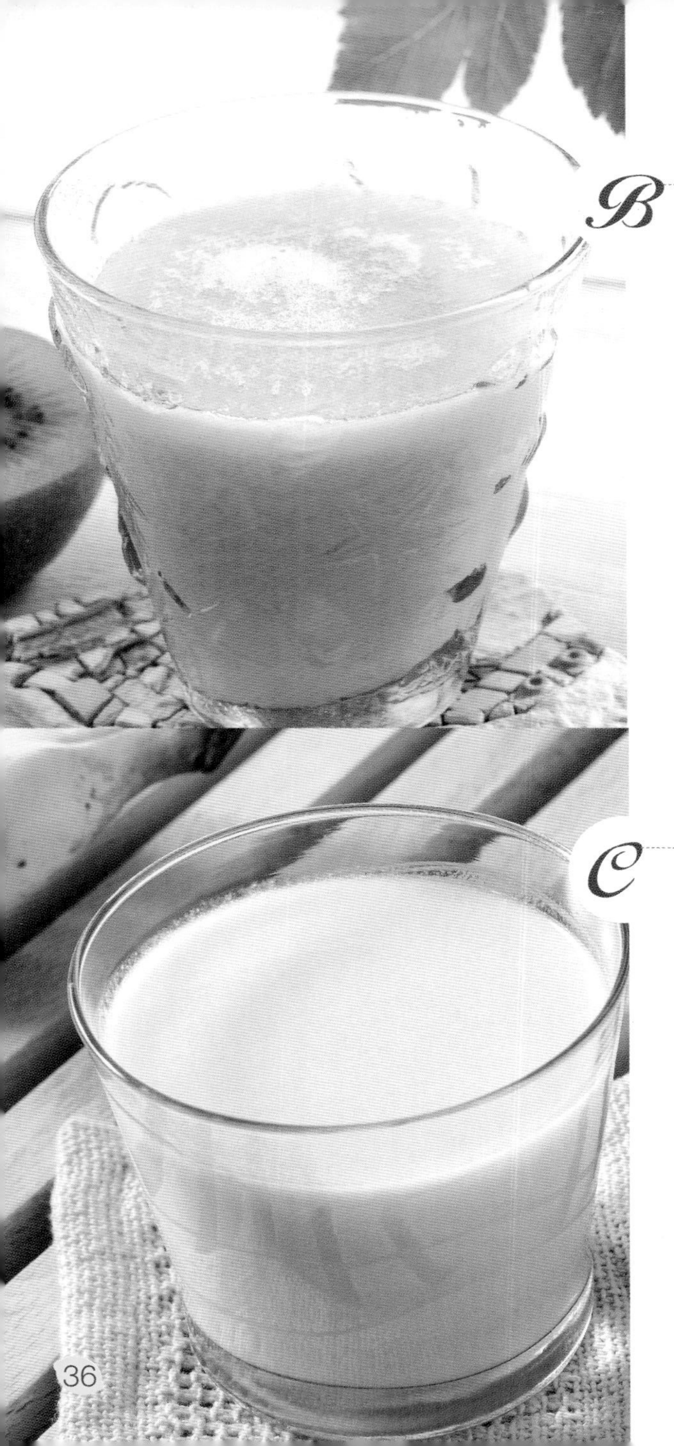

強化血管

B 明日葉奇異果汁

熱量 90仟卡
維生素A 2129單位
鈣 88毫克
鉀 828毫克

材料

明日葉 100公克（約3兩）
奇異果 1個
蘋果 200公克（約5~6兩）
檸檬汁 1大匙
蜂蜜 2大匙
冷開水 1杯（約240cc）

做法

❶ 明日葉撕成適度大小。奇異果去皮，蘋果帶皮去心，切塊備用。

❷ 放入生機調理機中攪打2分鐘。

健康好情報

明日葉可以強化血管，增強免疫力，防止老化，抗潰瘍，抗癌，是長壽靈草。奇異果中富含維生素C，能美容養顏，淨化血液。

通血路

C 香蕉哈蜜瓜奶昔

熱量 183仟卡
維生素A 380單位
鈣 113毫克
鉀 829毫克

材料

香蕉 5根
哈蜜瓜 100公克（約3兩）
脫脂鮮奶 200cc（3/4杯）

做法

❶ 香蕉去皮，切成小片。哈蜜瓜去皮、去籽，切塊備用。

❷ 上述材料放入生機調理機中攪打2分鐘。

健康好情報

香蕉多鉀、少鈉，可以降血壓。而牛奶中的鈣，也有助於抑制因為鹽分攝取過量造成的血壓上升。

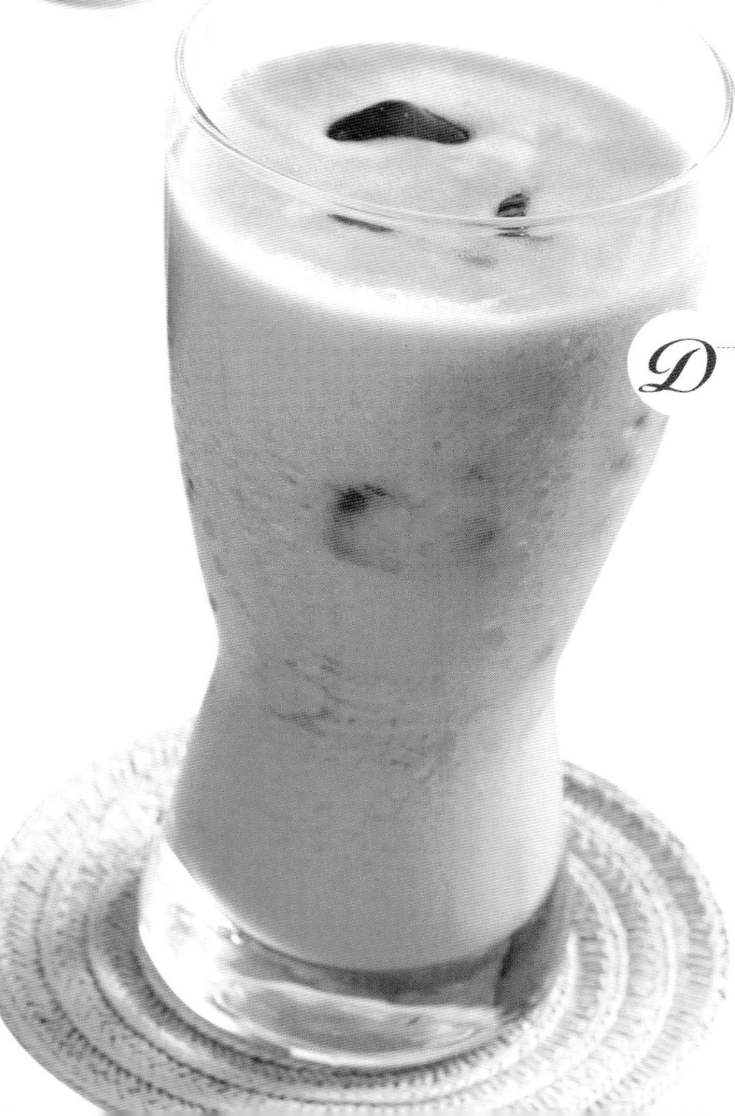

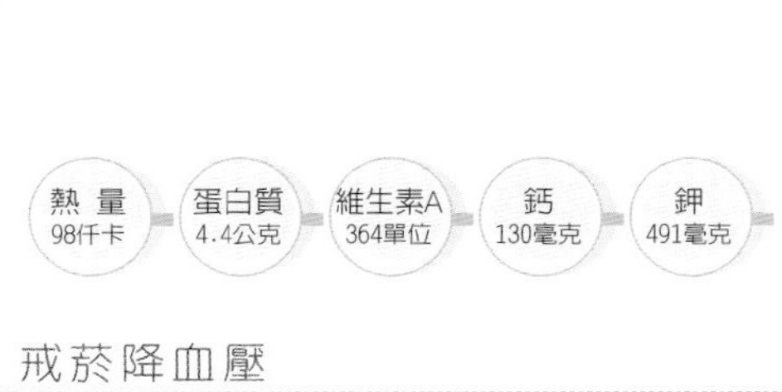

熱量 98仟卡 | 蛋白質 4.4公克 | 維生素A 364單位 | 鈣 130毫克 | 鉀 491毫克

戒菸降血壓

D 番茄葡萄柚優酪乳

材料

番茄	1個
葡萄柚	1/4個
檸檬汁	1小匙
優酪乳（約240cc）	1杯
果寡糖	2大匙

做法

1. 番茄切成大塊，葡萄柚去皮，連內膜也要剝除，切塊備用。
2. 上述材料放入生機調理機中攪打2分鐘。

健康好情報

番茄營養豐富，搭配鈣質豐富的優酪乳，鈣質也可以抑制因為鹽分攝取過量導致的血壓上升。預防高血壓最好戒菸，抽菸者容易導致鈣質流失，應該多多補充。

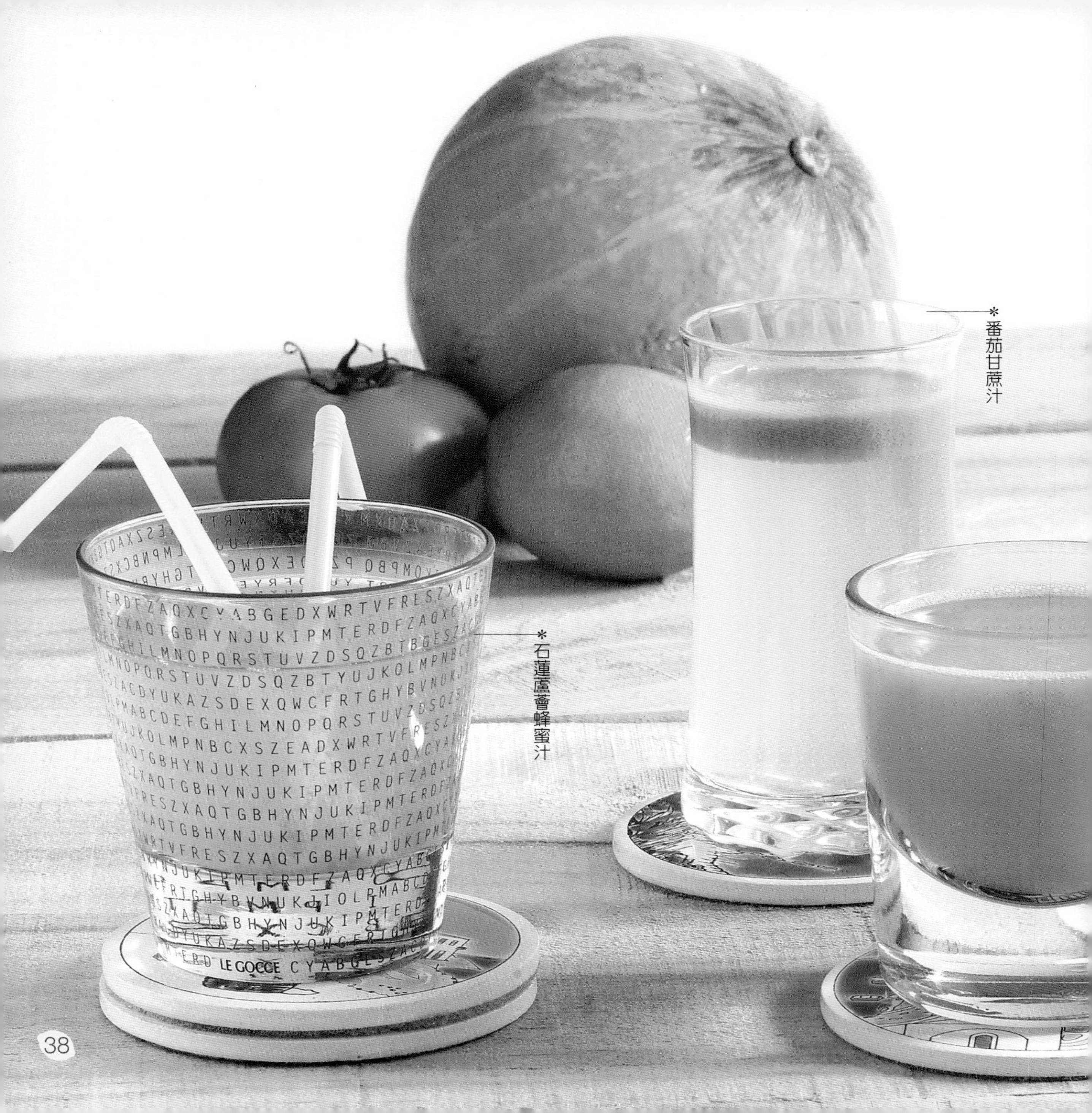
*番茄甘蔗汁
*石蓮蘆薈蜂蜜汁

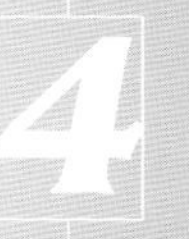

改善肝功能

肝臟是人體最大的生化器官，肝細胞破壞80% 以上才會有症狀產生，所以早期肝硬化是無症狀，甚至超音波及肝功能檢查也是無法診斷的。

台灣病毒性肝炎及肝硬化發生率舉世聞名，所以肝病又稱「國病」。此病好發生於45~55歲之間，一項調查發現，有將近三成的民眾擔心將來會有肝功能異常的疾病。所以想要遠離肝病的威脅，最重要的就是要從飲食與生活作息來改善，避免不必要的熬夜、飲酒、服用藥物，多吃蔬菜水果，都是保肝、護肝的好方法。

萬能解毒

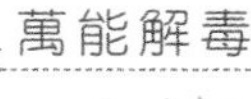

A 石蓮蘆薈蜂蜜汁

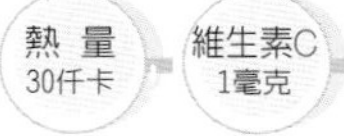

熱量 30仟卡
維生素C 1毫克
鈣 18毫克
鉀 15毫克
鈉 9毫克

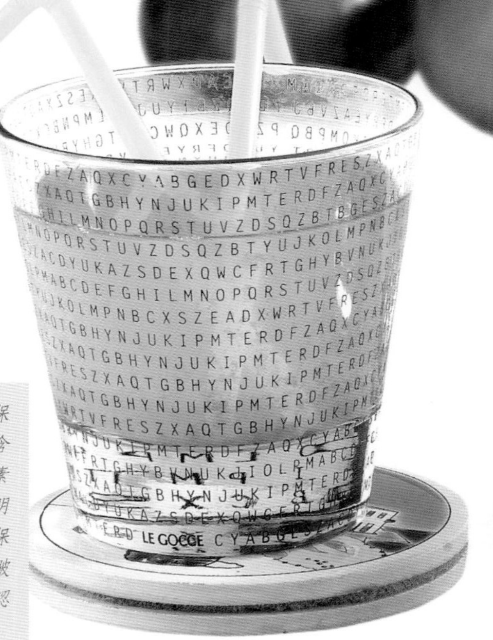

材料

石蓮花 8片
蘆薈 2片
冷開水 1杯（約240cc）
蜂蜜 2大匙

做法

❶ 石蓮花洗淨、蘆薈削外皮取果肉。

❷ 將石蓮花、蘆薈放入調理杯濾網中，加入冷開水，先用瞬動攪打1~2次，再以第1段速攪打片刻，切換至第2~3段速，攪打均勻。

❷ 加入蜂蜜調味。

健康好情報

石蓮具利尿、降壓、解毒、保肝、消腫止痛等效用。蘆薈內含蘆薈苷、大黃素、氨基酸、酵素蛋白質，具有殺菌、抗癌、明目、鎮心的作用。其汁液具有保濕、滋潤皮膚、美髮護膚、除皺紋，婦女視為美容聖品，民間認為是萬能草藥，可治多種疾病。

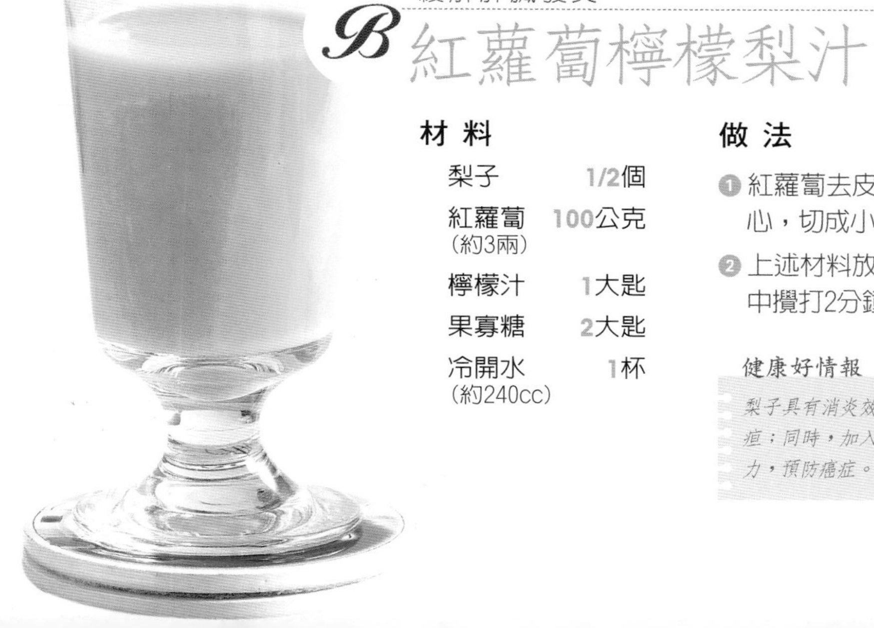

緩解肝臟發炎

B 紅蘿蔔檸檬梨汁

熱量 108仟卡
蛋白質 2.1公克
維生素A 4100單位
維生素C 62毫克
鈣 51毫克
鉀 683毫克

材料

梨子 1/2個
紅蘿蔔 100公克（約3兩）
檸檬汁 1大匙
果寡糖 2大匙
冷開水 1杯（約240cc）

做法

❶ 紅蘿蔔去皮，梨子削皮去心，切成小塊備用。

❷ 上述材料放入生機調理機中攪打2分鐘。

健康好情報

梨子具有消炎效果，有助於改善因為肝臟發炎引發的黃疸；同時，加入富含胡蘿蔔素的紅蘿蔔，可以增強免疫力，預防癌症。

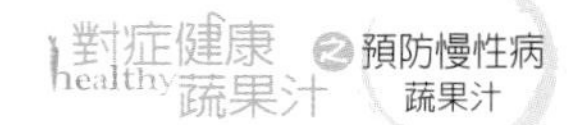

保肝固肝

C 番茄甘蔗汁

熱量 87仟卡 | 蛋白質 2.5公克 | 維生素A 338單位 | 維生素C 75毫克

材料

番茄 150公克（約4兩）
甘蔗汁 1杯（約240cc）
高麗菜 80公克（約2~2.5兩）
檸檬汁 1大匙

做法

1. 番茄、高麗菜切塊備用。
2. 上述材料放入果汁機中攪打2分鐘。

健康好情報

高麗菜含有豐富的維生素、食物纖維、鈣質，加入番茄可以改善口感，並增加維生素、礦物質，有助提高肝臟功能。甘蔗汁，保肝、清熱解暑、散寒、活血。

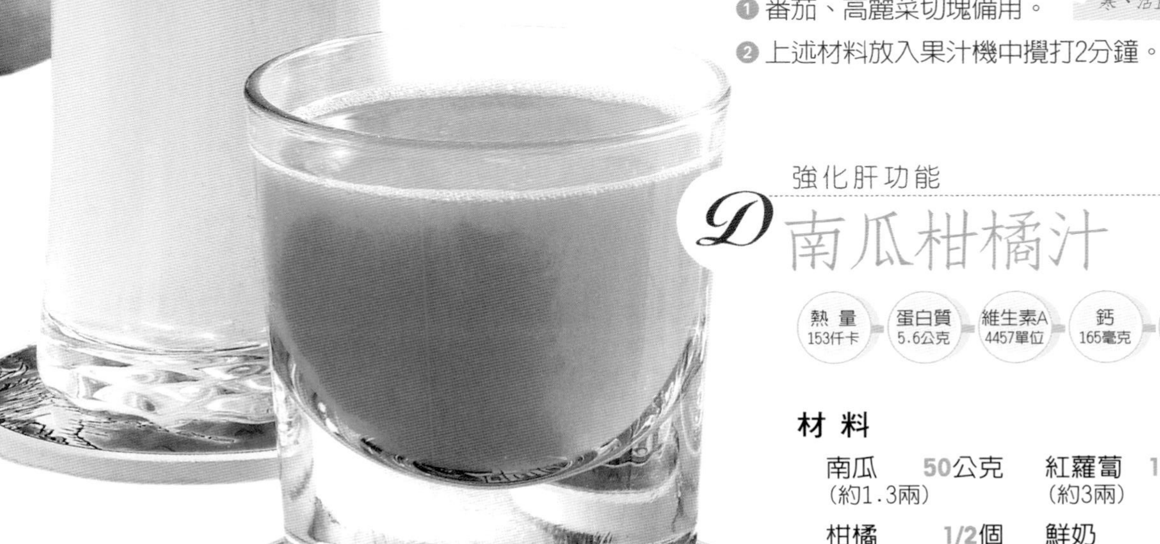

強化肝功能

D 南瓜柑橘汁

熱量 153仟卡 | 蛋白質 5.6公克 | 維生素A 4457單位 | 鈣 165毫克 | 鉀 857毫克

材料

南瓜 50公克（約1.3兩）
紅蘿蔔 100公克（約3兩）
柑橘 1/2個
鮮奶 200cc（3/4杯）

做法

1. 南瓜煮軟後，切成2、3公分大；柑橘去皮，剝除薄膜備用；紅蘿蔔削皮後，切成小塊。
2. 上述材料放入生機調理機中攪打2分鐘。

健康好情報

要保肝，最好食用南瓜般容易消化的食物。南瓜性溫、味甘，補中益氣、通經絡、消腫止痛、殺蟲解毒。β-胡蘿蔔素是抗氧化物，能抗衰老、抗癌。

5 痛風

痛風的發生是因體內的普林代謝異常，導致高尿酸血症，而使尿酸鈉鹽沉積在關節腔內，造成關節腫脹和變形。如果不改善飲食加以治療，長期下來，會造成慢性關節炎、泌尿系統結石、腎功能衰竭等病變。

急性發病期間，應儘量選擇普林含量低的食物如：蛋類、奶類、米、麥、甘薯、葉菜類、瓜類蔬菜及各式水果，蛋白質最好完全由蛋類、奶類供應。非急性發病期，則應力求飲食均衡，並避免食用普林含量過高的食物。

烹調時用油要適量。少吃油炸食物，避免經常外食。黃豆及其製品(如豆腐、豆干、豆漿、味噌、醬油、豆芽等)，雖含較高量的普林，但因普林的種類與肉類不同，故於非急性發病期，仍可適量攝取。避免攝食肉湯或肉汁(因為經過長時間烹調的肉湯或肉汁，通常含有大量溶出的普林)。多喝水、避免暴飲暴食。

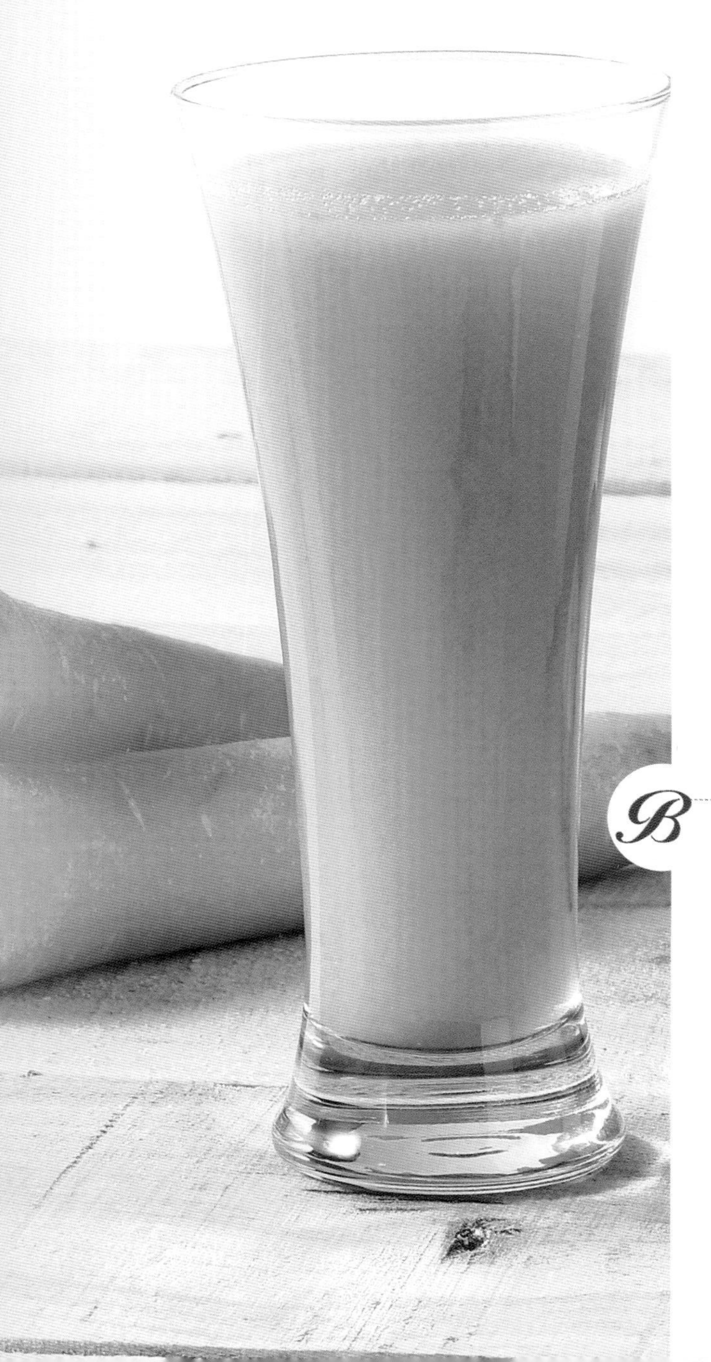

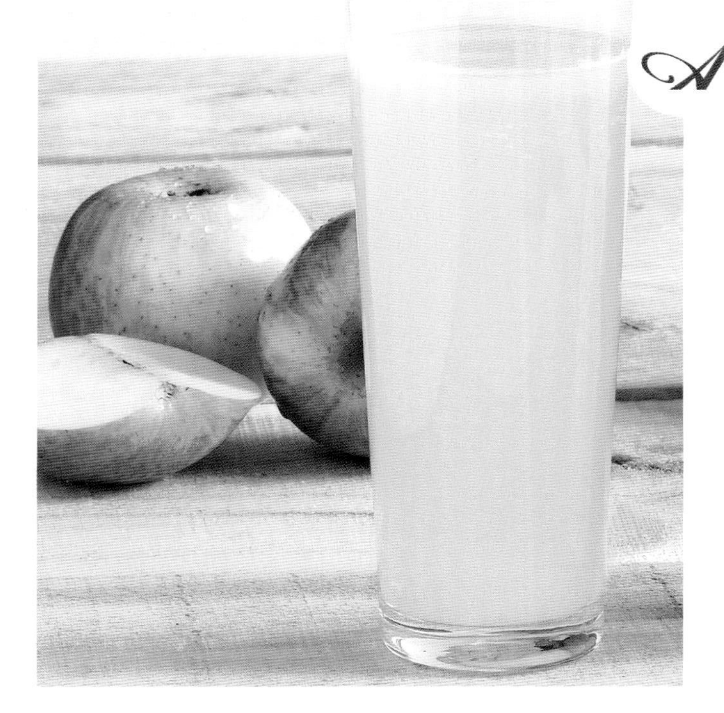

降尿酸

A 大黃瓜汁

熱量	蛋白質
108仟卡	2.1公克
108仟卡	2.1公克
108仟卡	2.1公克

材料

大黃瓜　1/2條
（1條約1斤重）

做法

1. 將大黃瓜洗淨，刮除外皮，切成4條（含籽）。
2. 啓動電源，把大黃瓜放入果菜榨汁機內。
3. 榨汁完畢，倒入杯中直接喝。

健康好情報

無論大小黃瓜，所含的水分均高達95%，且熱量低，夏季當作飲料，既營養又不擔心攝入過多的熱量。

告別痛風

胡蘿蔔萵苣蘋果汁

熱量	維生素A	維生素C	菸鹼酸	鈉	鉀	鈣
209.2仟卡	22482.77單位	20.01毫克	2.25毫克	288.39毫克	749.3毫克	738.9毫克

材料

結球萵苣　1/4個
（1個約1斤重）

胡蘿蔔　1/6根
（1根約6兩重）

蘋果　1/2個
（1個約5兩重）

西洋芹菜　1根
（約2兩重）

冷開水　1杯
（約240cc）

做法

1. 萵苣洗淨瀝乾，切小片。胡蘿蔔洗乾淨後切小塊。
2. 蘋果洗淨，去除果核，切成小塊。西洋芹洗淨後瀝乾。
3. 將所有材料放入生機調理機中，先用瞬動攪打1~2次，再切換至2~3速，攪打2分鐘即可。

健康好情報

萵苣葉營養價值高，含豐富的蛋白質、維生素A、鈣、鈉、鉀、磷、矽、硫等礦物質，能促進人體新陳代謝作用，利五臟、通經脈；同時，一次吃入多樣有利健康的營養素，對有高血壓、心臟病、中風、痛風及高脂血症病史的患者甚為有利。

6 糖尿病

主要是因為胰臟無法製造、或缺乏胰島素，或身體利用胰島素功能減低，以至於葡萄糖不能被細胞利用，停滯於血液中，造成血糖上升。是一種慢性新陳代謝失調的病症。

糖尿病最怕引發併發症，而飲食過度、運動不足造成的肥胖可能導致糖尿病。糖尿病患者若不注意控制飲食，容易引發急性或慢性併發症，使病情惡化。

急性併發症包括低血糖症及高血糖症，慢性併發症則有眼睛、腎臟、神經、心血管等病變，因此最重要的預防就是自我飲食管理。

以下幾道蔬果汁都有助於降低血糖、提供足夠的營養素與保健成分，適合糖尿病患者飲用。

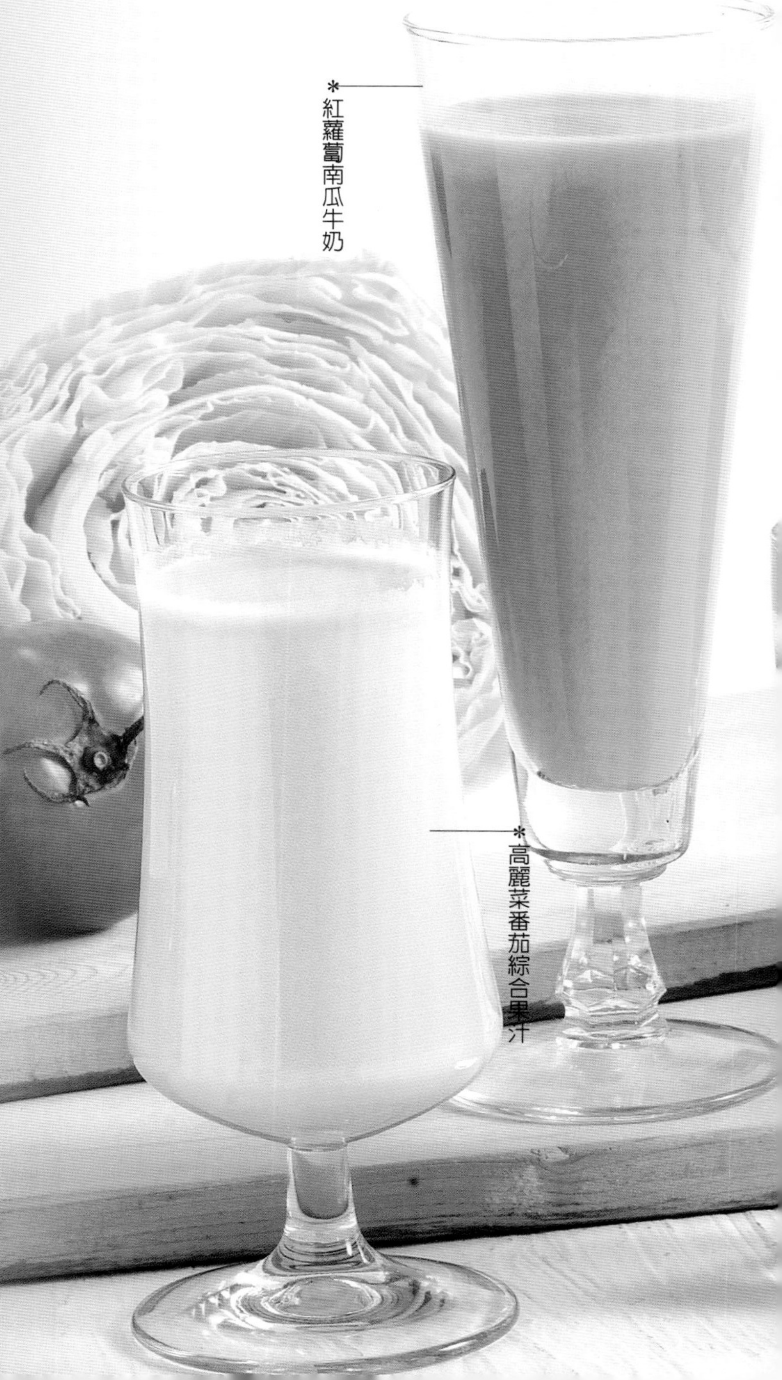

*紅蘿蔔南瓜牛奶

*高麗菜番茄綜合果汁

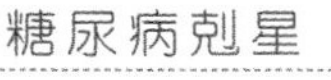

糖尿病剋星

A 番茄海帶汁

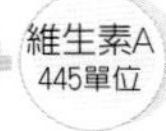

熱量 33仟卡 | 維生素A 445單位 | 鉀 466毫克

材料

番茄200公克（約5~6兩）

海帶（泡軟）20公克（1小片）

檸檬汁1小匙

果寡糖2大匙

冷開水1杯（約240cc）

做法

1. 海帶切成1公分長，番茄切成小塊。
2. 上述材料放入生機調理機中攪打2分鐘。

健康好情報

海帶含有水溶性植物纖維，可以降血糖，含豐富的海藻酸、礦物質及營養價值極高的單細胞蛋白質，可預防高血壓、骨質疏鬆症、貧血和甲狀腺腫大；並且能夠吸取膽汁及三酸甘油脂，然後排出體外。

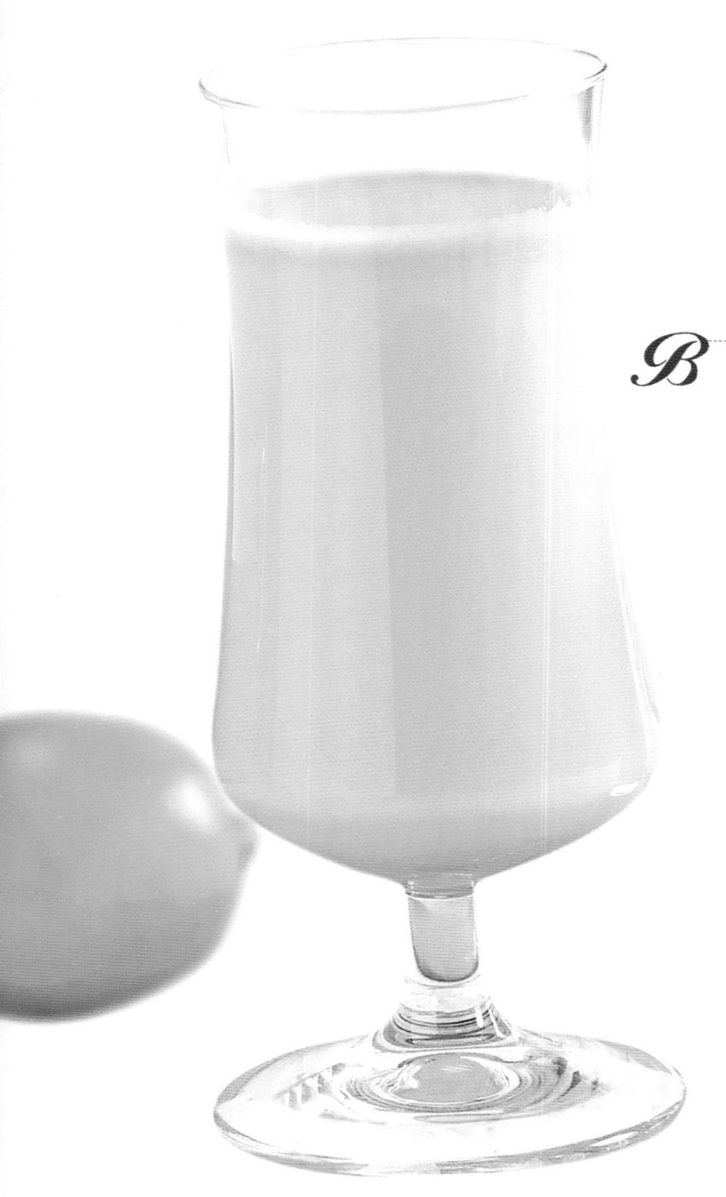

速降血糖

B 高麗菜番茄綜合果汁

熱 量 56仟卡 | 維生素A 1060單位 | 維生素C 100毫克 | 鉀 775毫克

材料

高麗菜（約3兩） 100公克
青江菜（約3兩） 100公克
番茄 1個
檸檬汁 1大匙
果寡糖 2大匙
冷開水（約240cc） 1杯

做法

1. 高麗菜、青江菜、番茄分別洗淨，切塊備用。
2. 上述材料放入生機調理機中攪打2分鐘即可。

健康好情報

青江菜富含β-胡蘿蔔素、礦物質鈣和纖維質等。可強化黏膜，消除胃酸，預防腸胃疾病，還可預防感冒。高麗菜所含的維生素U，有解毒作用，能維護肝臟功能。

血糖值不再升

C 紅蘿蔔南瓜牛奶

熱量 127仟卡

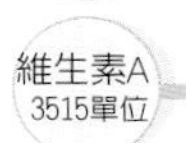

維生素A 3515單位

鈣 243毫克

食物纖維 3.3公克

材料

紅蘿蔔（約2~2.5兩）	80公克
南瓜（約1.3兩）	50公克
脫脂奶粉	2大匙
冷開水（3/4杯）	200CC

做法

1. 南瓜去皮，切塊蒸熟。
2. 紅蘿蔔去皮，切小丁，脫指奶粉用水調開。
3. 上述材料放入生機調理機中攪打2分鐘即可。

健康好情報

南瓜含有微量元素鈷，能增加體內胰島素分泌，使糖尿病患者胰島素分泌正常，對降低血糖有不錯效果，有助於抑制血糖上升，對於糖尿病的預防與改善也備受矚目。

糖尿病斷根

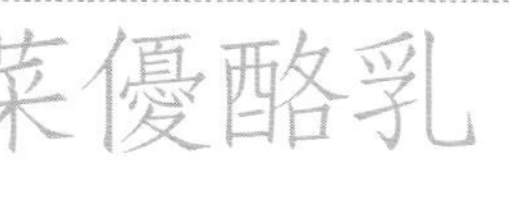

D 菠菜優酪乳

熱量 103仟卡

鐵 4.2毫克

維生素A 2073單位

維生素C 102毫克

鈣 210毫克

鉀 1240毫克

材料

菠菜（約3兩）	100公克	低脂優酪乳（約3兩）	100公克
番茄（約4兩）	150公克	檸檬汁	1大匙

做法

1. 菠菜、番茄適度切小塊。
2. 上述材料放入生機調理機中攪打2分鐘即可。

健康好情報

菠菜被稱為黃綠色蔬菜之王，一杯菠菜汁就可以攝取均衡的營養，有貧血、高血壓的人適合多食用。若要預防糖尿病，適合加入乳製品，及低脂肪的飲料，一起飲用。

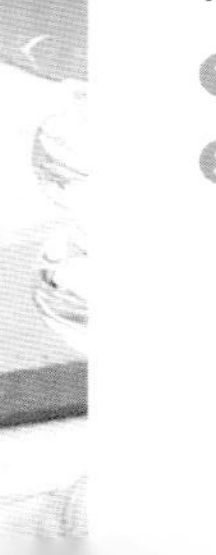

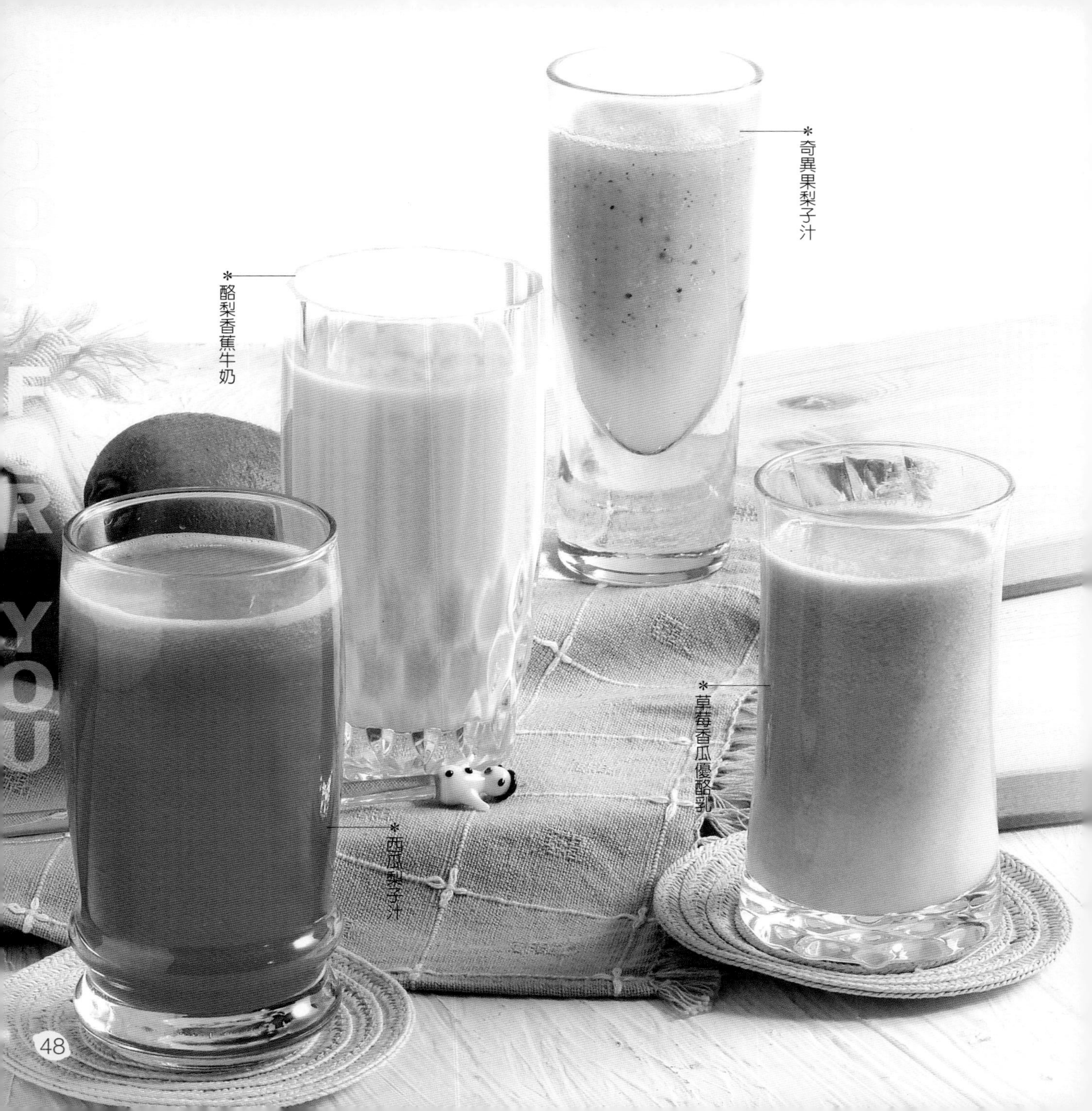

FOR YOU
*奇異果梨子汁
*酪梨香蕉牛奶
*草莓香瓜優酪乳
*西瓜梨子汁

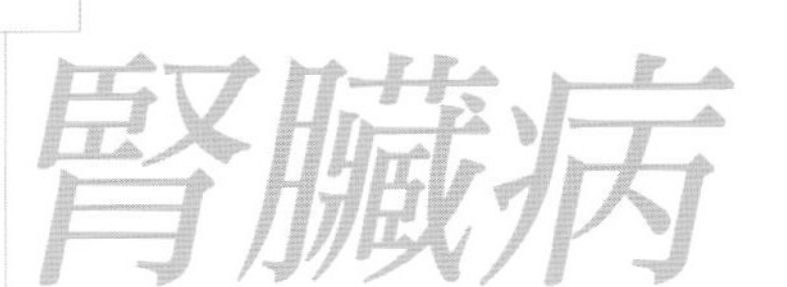

7 腎臟病

腎臟最重要的功能，是過濾排除廢物、調整血液中電解質濃度，及保持體液的恆定狀況；並與紅血球的製造、維生素D的轉換、血壓的調節有密切關係。因此，腎臟出問題、會影響全身。腎功能不全甚至到達必需洗腎(血液透析)的病友、生活品質都嚴重受到影響、也成為個人、家庭、社會的沉重負擔。

腎臟的功能即使減低，患者多半沒有什麼特別的自覺症狀，因此掉以輕心的話，可能會造成相當大的危險。注意以下幾點，對腎臟病的預防，有很大的幫助。

a. 感冒感染一定要確實就醫，因為鏈球菌容易引發腎臟發炎。
b. 遵循醫囑服用藥物。
c. 飲食均衡，不要暴飲暴食。
d. 多喝水、不憋尿。
e. 預防糖尿病、高血壓的罹患與發生。
f. 定期追蹤腎臟功能。

以下介紹的幾道蔬果汁，都有含量豐富的鉀，可有助於身體裡多餘的鹽分排出，幫助腎臟功能恢復正常。

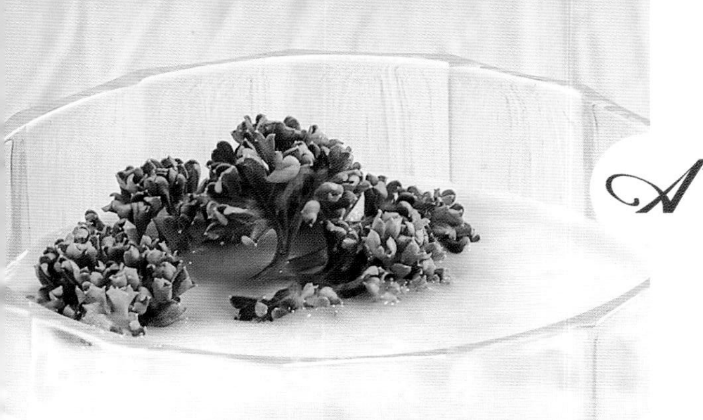

強壯腎臟

A 酪梨香蕉牛奶

熱量 323仟卡
蛋白質 7.6公克
維生素A 245單位
鈣 169毫克
鐵 1.0毫克
鉀 1132毫克

材料

酪梨（約3兩）	100公克	鮮奶（3/4杯）	200cc
香蕉	1/2根	果寡糖	2大匙

做法

1. 酪梨削皮去籽，香蕉剝皮，各切成小塊。
2. 上述材料放入生機調理機中攪打2分鐘即可。

健康好情報

酪梨和香蕉都富含各種營養素，尤其是鉀的含量豐富。鉀可以幫助人體將多餘的鹽分排出體外，以預防因為鹽分攝取過量造成腎臟疾病。酪梨成熟的果實能滋養美顏、降低膽固醇，是天然的健康食物。

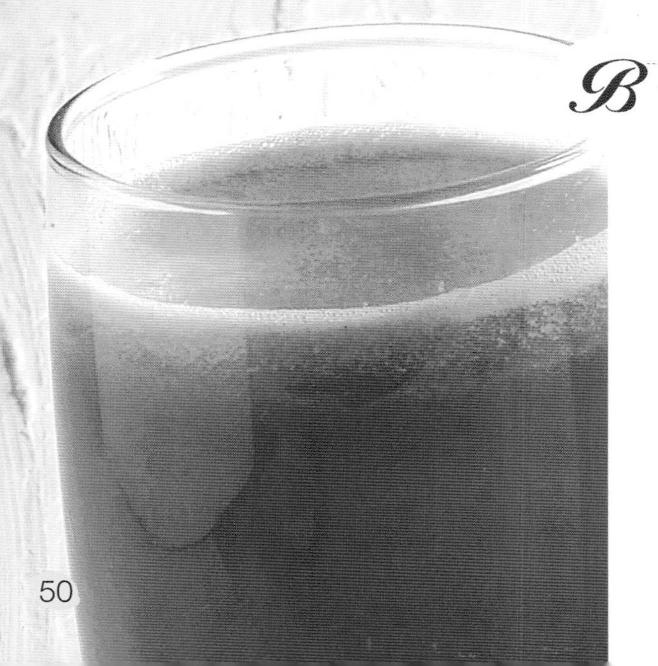

去尿毒消水腫

B 西瓜梨子汁

熱量 143仟卡
維生素A 420單位
鉀 382毫克

材料

西瓜（約5~6兩）	200公克
梨子（約3兩）	100公克
果寡糖	2小匙
冷開水	3/4杯

做法

1. 西瓜削皮去籽，梨子去皮去心，各切成小塊。
2. 上述材料放入生機調理機中攪打2分鐘即可。

健康好情報

西瓜含豐富維生素A、β-胡蘿蔔素、蘋果酸等，可以活化腎臟機能，有助於預防尿毒症，改善浮腫現象。

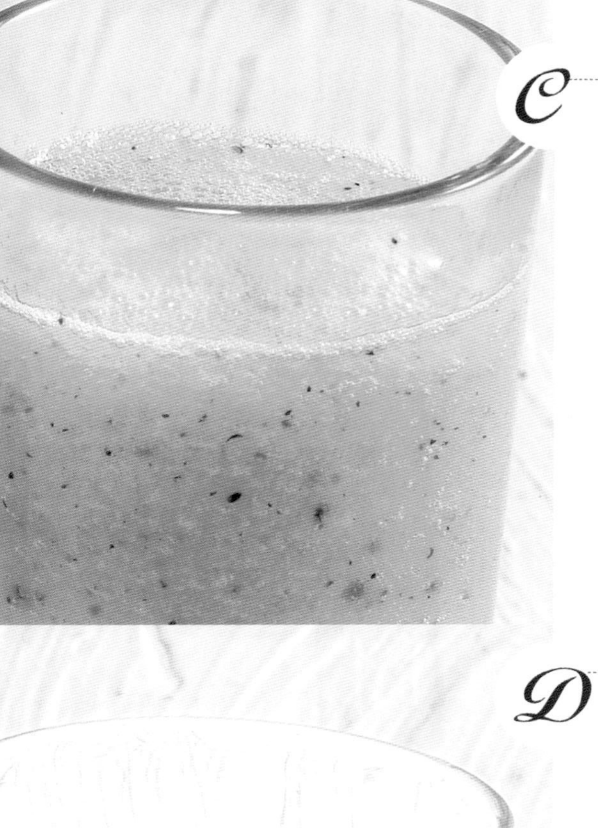

利尿整腸

C 奇異果梨子汁

材料

材料	份量
奇異果	1個
梨子	1個
檸檬汁	1小匙
果寡糖	2大匙
冷開水(約240cc)	1杯

做法

1. 水果去皮，切大丁。
2. 上述材料放入生機調理機中攪打2分鐘即可。

健康好情報

腎臟一旦故障，就會影響排尿。多食用富含鉀，同時水分充分的水果有利尿作用，有助於消除水腫及增加排尿順暢度。

保護腎臟

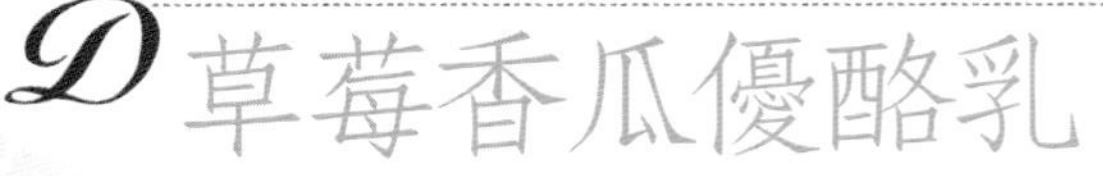

D 草莓香瓜優酪乳

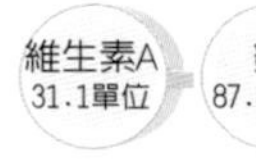
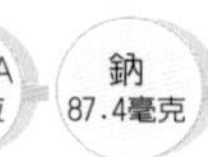

材料

材料	份量
草莓	5粒
香瓜	半顆
冷開水(約240cc)	1杯
果寡糖	1匙

做法

1. 草莓去蒂洗淨，切小塊。香瓜去皮去籽，切小塊。
2. 將所有材料放入生機調理機中攪打2分鐘。

健康好情報

香瓜含豐富的醣類、維生素A、維生素C、β-胡蘿蔔素等，具消暑、解渴、利尿功能，能促進腎臟功能、保護腎臟，是夏季清涼、養顏美容，又能補充電解質的水果。

8

貧血

當血紅素或紅血球的數目降低到正常值以下時稱為「貧血」，依其原因可分為五類：缺乏鐵質的貧血、缺乏維生素及葉酸的貧血、慢性病引起的貧血、溶血性貧血。

有貧血現象時，除應診斷出病因再對症下藥之外，從飲食、藥物、生活三方面做好護理與保健，也很重要。

以下幾道蔬果汁，都含有很多血液不可缺少的鐵、維生素B群；還有豐富的維生素C，有助人體吸收鐵與維生素B群，可有效改善貧血症狀。

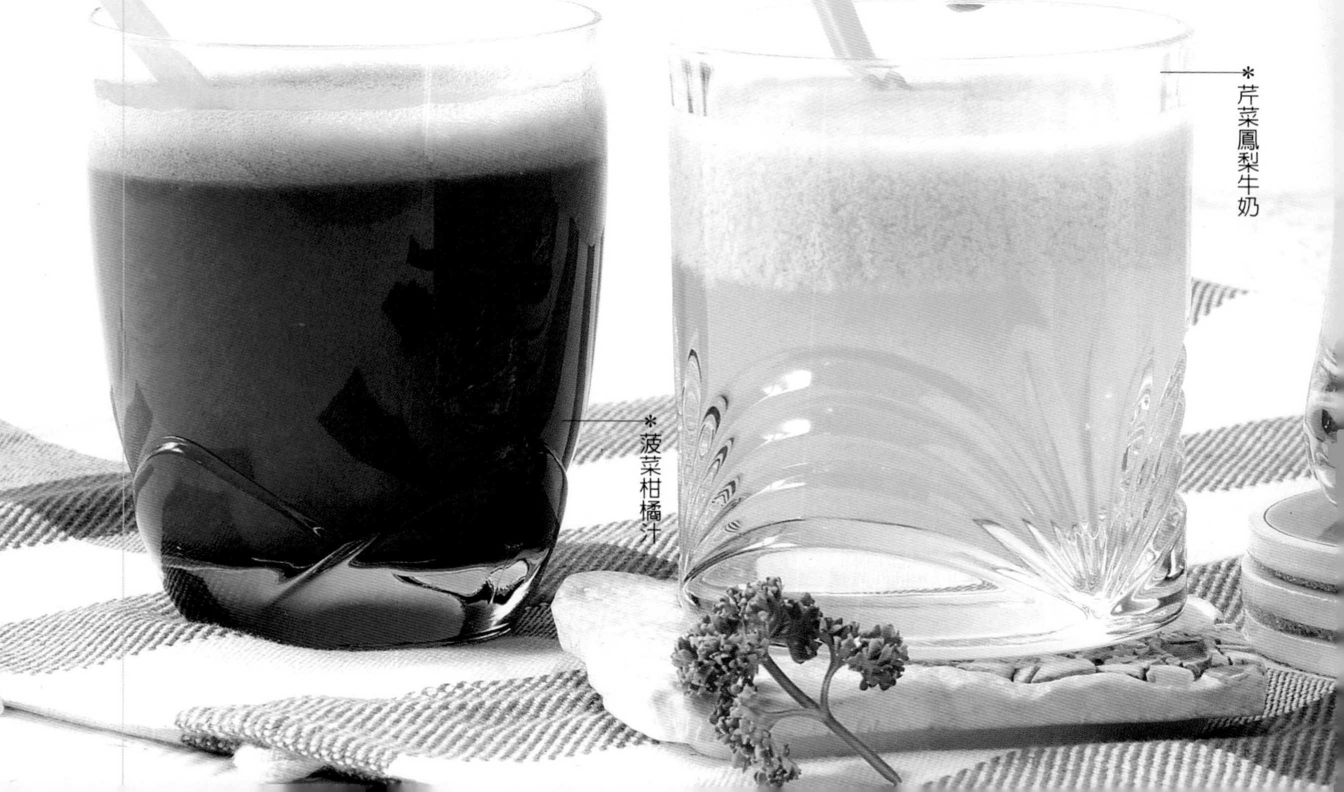

*芹菜鳳梨牛奶

*菠菜柑橘汁

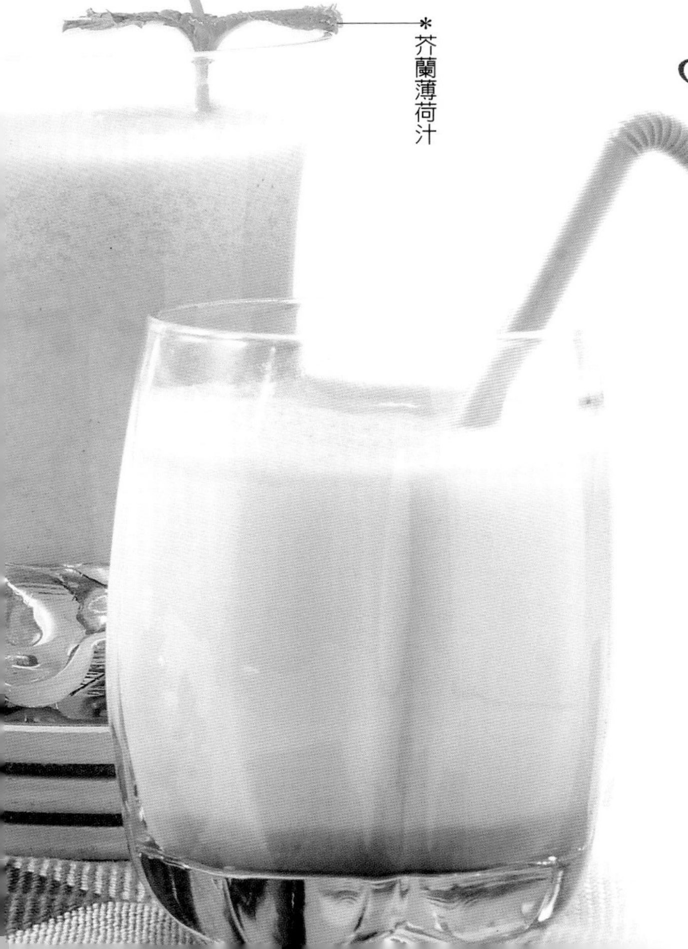

增加血紅素

A 蜜棗黃豆牛奶

熱量	維生素A	維生素B_2	維生素C	鈣	鉀
105仟卡	1000單位	0.26毫克	119毫克	270毫克	640毫克

材料

蜜棗(乾)	3顆	鮮奶(約240cc)	1杯
黃豆粉	2大匙	果寡糖	1大匙
蠶豆	2大匙		

做法

1. 蜜棗乾用溫冷開水泡軟，蠶豆用開水煮過剝皮，切成小丁。
2. 材料全部放入生機調理機中攪打2分鐘即可。

健康好情報

蜜棗含有血液不可或缺的鐵、維生素B群。同時，蜜棗也有促進鐵質吸收的功能。黃豆粉則富含屬於維生素B群的葉酸，配合鐵質可以加強預防貧血。

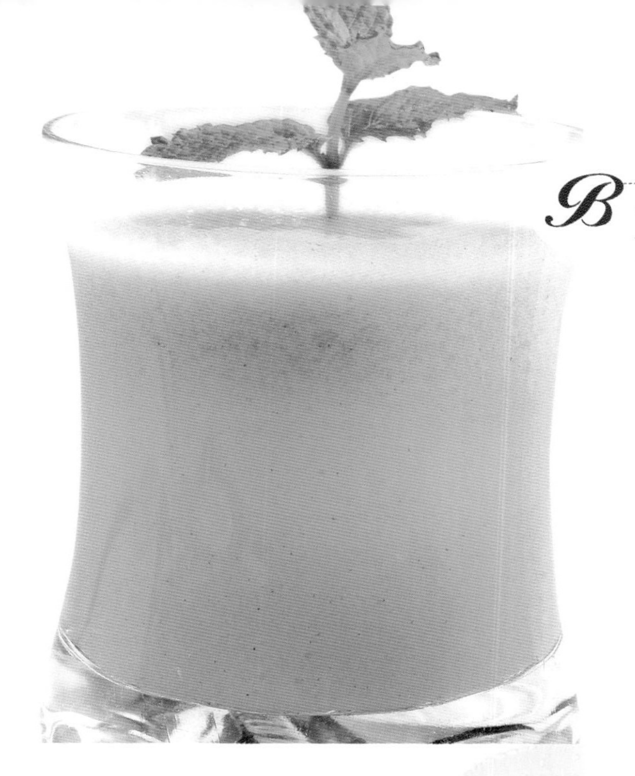

補血良方

B 芥蘭薄荷汁

熱量	維生素A	維生素B_1
122仟卡	1800單位	0.30毫克

維生素C	鐵	鈣
104毫克	3.3毫克	327毫克

材料

- 芥蘭（約3兩） 100公克
- 薄荷葉 4片
- 葡萄柚（約100公克） 1/2個
- 鳳梨 1/6個
- 檸檬汁 1小匙

做法

1. 葡萄柚去皮、去籽，切小塊；鳳梨削皮，切成小塊備用。
2. 上述材料放入生機調理機中攪打2分鐘即可。

健康好情報

芥蘭菜屬於黃綠蔬菜的一種，富含鐵、鈣，可以有效改善貧血。而葡萄柚含有維生素B_1、維生素C等，有助於鐵質的吸收。薄荷有驅風、健胃、發汗、鎮痛、消炎、防腐、散熱、解毒、醒腦之效。

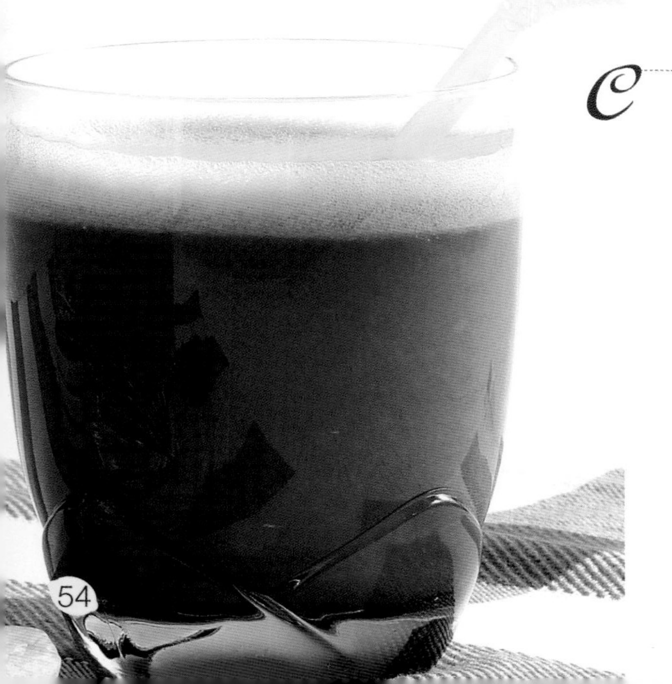

補充鐵質

C 菠菜柑橘汁

熱量	蛋白質	維生素B_2
126仟卡	4.7公克	0.30毫克

維生素C	鐵	鉀
154毫克	3.9毫克	1108毫克

材料

- 菠菜（約3兩） 100公克
- 橘子 1個
- 蘋果（約3兩） 100公克
- 檸檬汁 1大匙
- 蜂蜜 2大匙
- 冷開水（約240cc） 1杯

做法

1. 菠菜切成小段，橘子剝皮，蘋果帶皮去心，各切成小塊備用。
2. 上述材料放入生機調理機中攪打2分鐘。

健康好情報

菠菜含有豐富的鐵質、葉酸、維生素A、維生素C，可以有效預防貧血。同時，橘子、蘋果的維生素C，具有幫助人體吸收鐵質的效果。

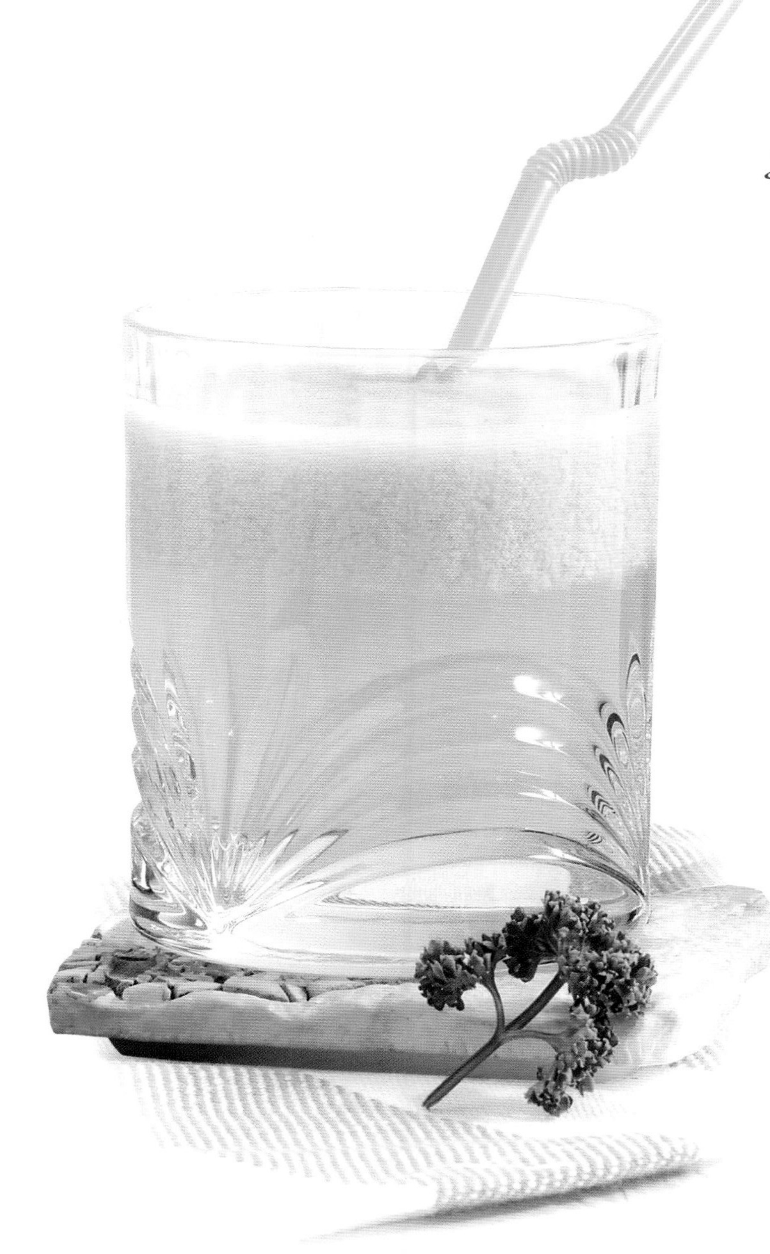

跟貧血說拜拜

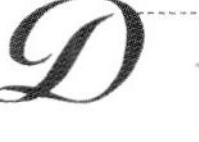

芹菜鳳梨牛奶

熱量	維生素A	維生素C
150.02仟卡	57.1單位	11.58毫克

鈉	鉀	鈣
155.12毫克	477.8毫克	252.16毫克

材料

荷蘭芹（約1.3兩）	50公克	鮮奶（3/4杯）	200cc
鳳梨（約3兩）	100公克	蜂蜜	1小匙

做法

1. 荷蘭芹洗淨，摘下葉片。鳳梨去皮去心，切成小塊。
2. 上述材料放入生機調理機中攪打2分鐘即可。

健康好情報

紅血球中的血紅素，和氧結合，輸送全身。血紅素是由鐵質和蛋白質所構成，所以貧血的人不僅是缺乏鐵質，也缺乏優質蛋白質。所以，這道飲品綜合起來，就是一杯擺脫貧血的大補汁了。

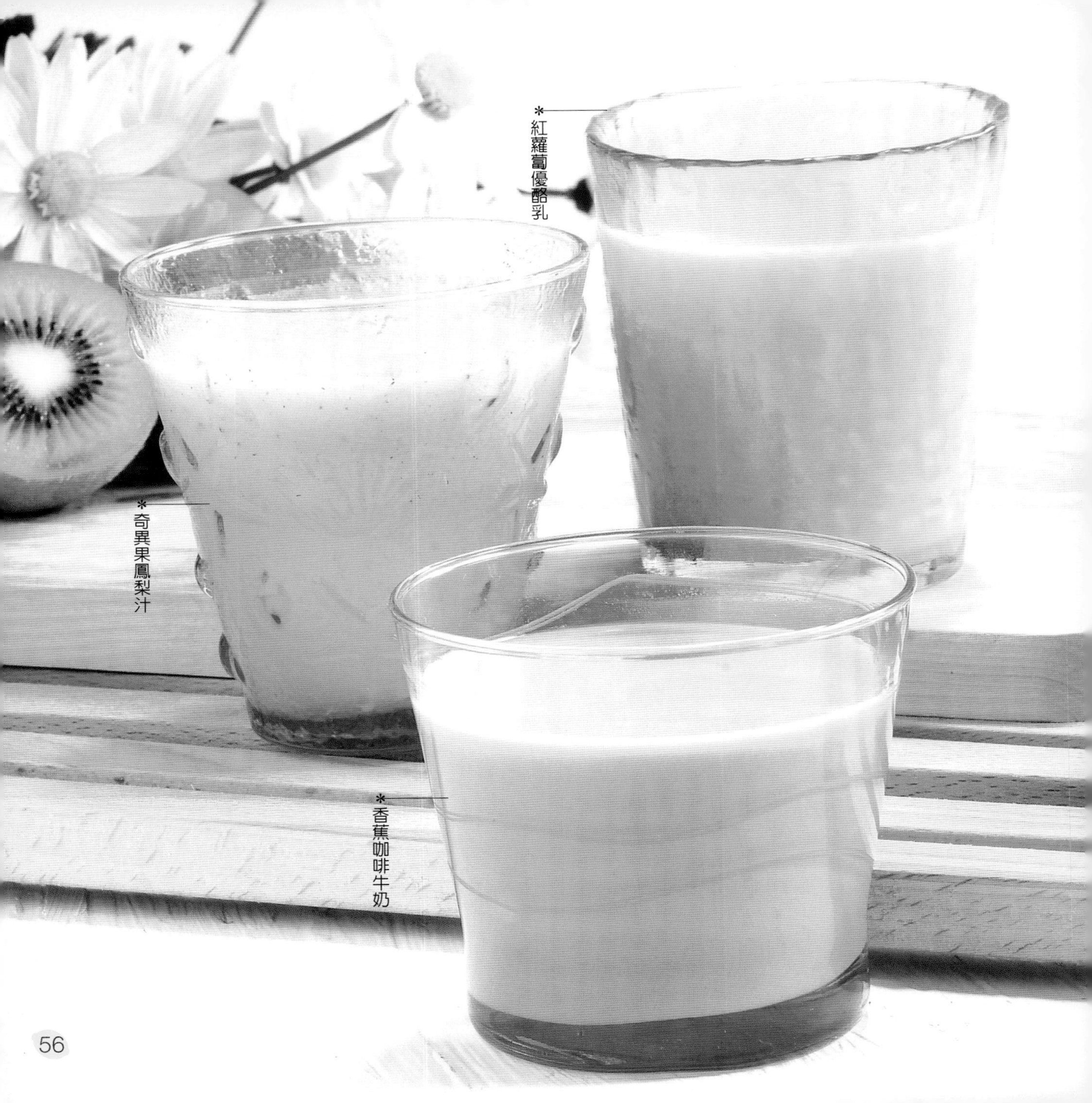
*紅蘿蔔優酪乳
*奇異果鳳梨汁
*香蕉咖啡牛奶

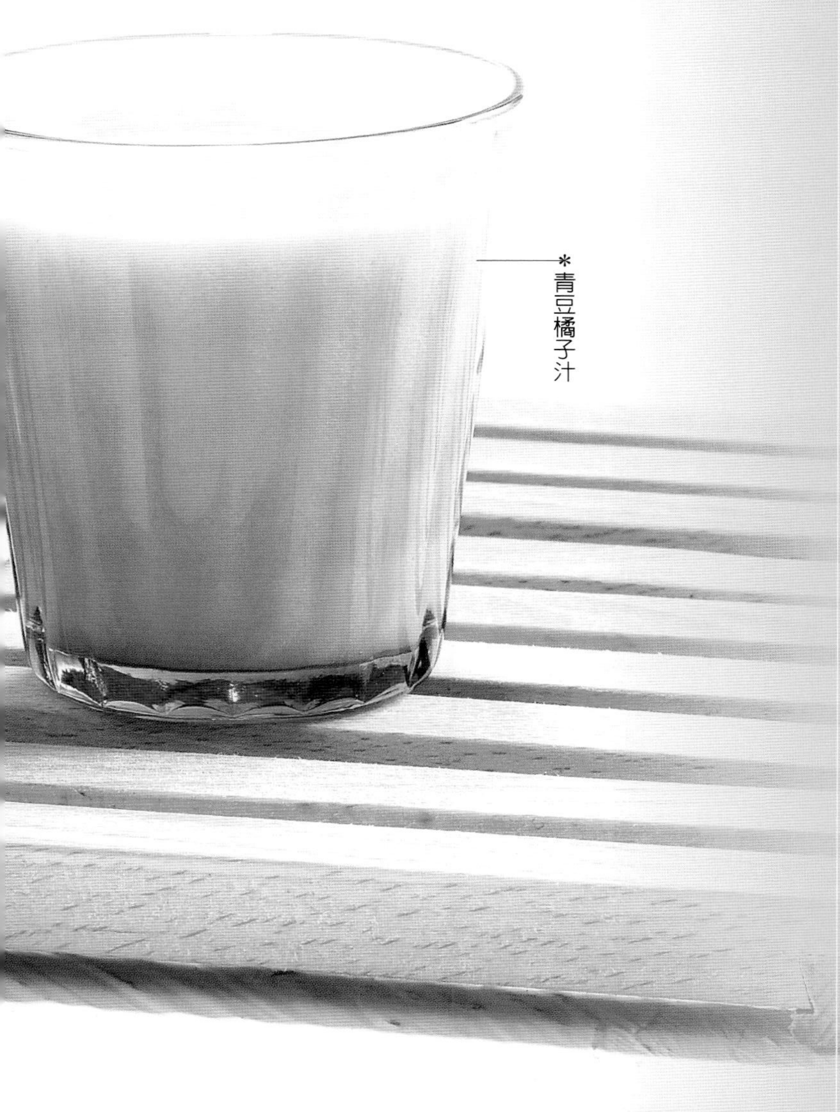

＊青豆橘子汁

9 便秘

便秘是指排便次數減少及排便困難的現象。排便習慣因人而異，通常來說，一天三次到三天一次都可算正常，但每天一次最好。

改善便秘的根本就是飲食和運動，最好多攝取食物纖維，增進腸道的功能。

要養成規律的生活和排便習慣，要有適度的運動及睡眠，要多喝開水，多吃富含纖維的水果和蔬菜，補充綜合維生素、維生素B群、葉酸、維生素D及E。

以下所介紹的各道蔬果汁，都富含豐富的纖維質或乳酸菌，可幫助您輕鬆解決「大」事。

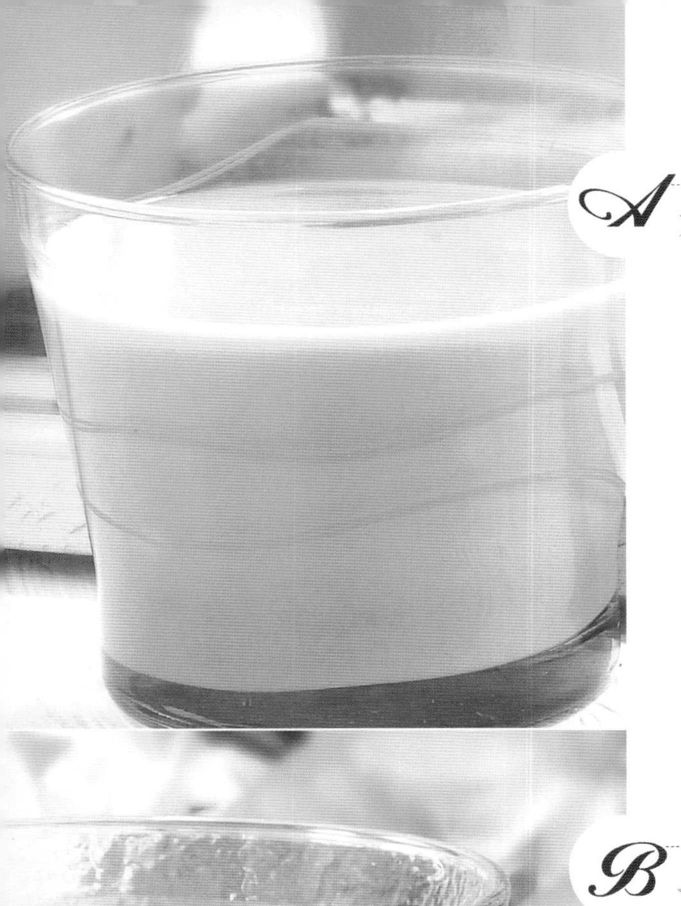

順暢乳品

A 香蕉咖啡牛奶

熱量 269仟卡 | 蛋白質 9.2公克 | 維生素B1 0.15毫克 | 維生素C 9毫克 | 食物纖維 2.9公克

材料

香蕉	1根	黃豆粉	1大匙
鮮奶	120cc	果寡糖	1小匙
咖啡	120cc		

做法

1. 香蕉去皮切小塊。
2. 材料全部放入生機調理機中攪打2分鐘即可。

健康好情報

黃豆粉和大豆一樣含有優質的蛋白質，並含大量的鉀和油脂，可降低膽固醇，適合高血脂症、冠心病、動脈硬化的患者食用。加上食物纖維豐富的香蕉，可口又健康。

舒服通便

B 奇異果鳳梨汁

熱量 152仟卡 | 維生素B1 0.15毫克 | 食物纖維 6.1公克

材料

奇異果	2個
鳳梨	1/6個
檸檬汁	1大匙
冷開水（約240cc）	1杯

做法

1. 奇異果、鳳梨削皮，切成1公分大小。
2. 上述材料全部放入生機調理機中攪打2分鐘即可。

健康好情報

奇異果含有阿克尼丁(actinidin)，有助於分解蛋白質，能有效改善胃脹不舒服的症狀，如果經常食用可以改善便秘效果。加上甜美的鳳梨酵素能幫助消化與吸收，並能消除疲勞、清熱解毒。

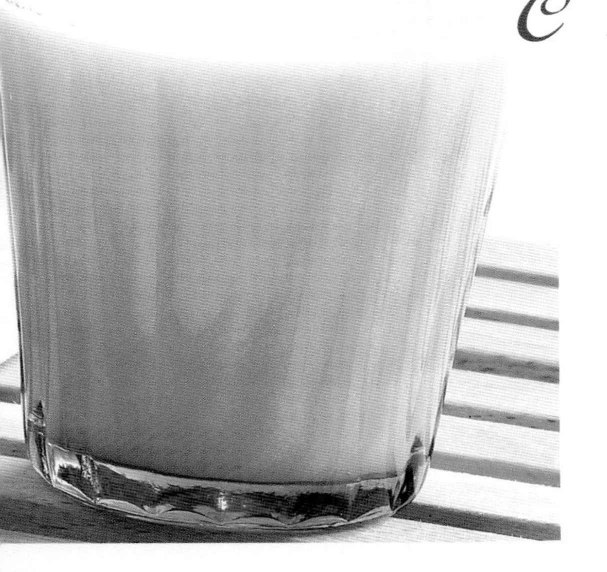

速效整腸軟便

C 青豆橘子汁

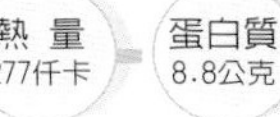
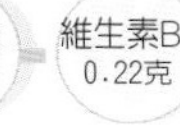
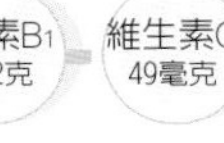
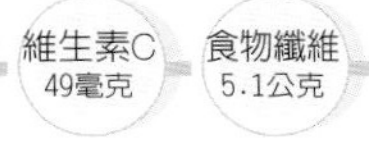

熱量 277仟卡 ｜ 蛋白質 8.8公克 ｜ 維生素B_1 0.22克 ｜ 維生素C 49毫克 ｜ 食物纖維 5.1公克

材料

青豆（約1.3兩，2大匙）	50公克	鮮奶（約一杯）	240CC
橘子	1/2個	果寡糖	1大匙

做法

1. 青豆水煮。橘子剝皮，裡頭的薄膜也要剝除，切成1公分大小。
2. 上述材料全部放入生機調理機中攪打2分鐘。

健康好情報

青豆中的食物纖維具有整腸作用，牛奶可以軟便，而橘子中的維生素C則具有促進排便效果。

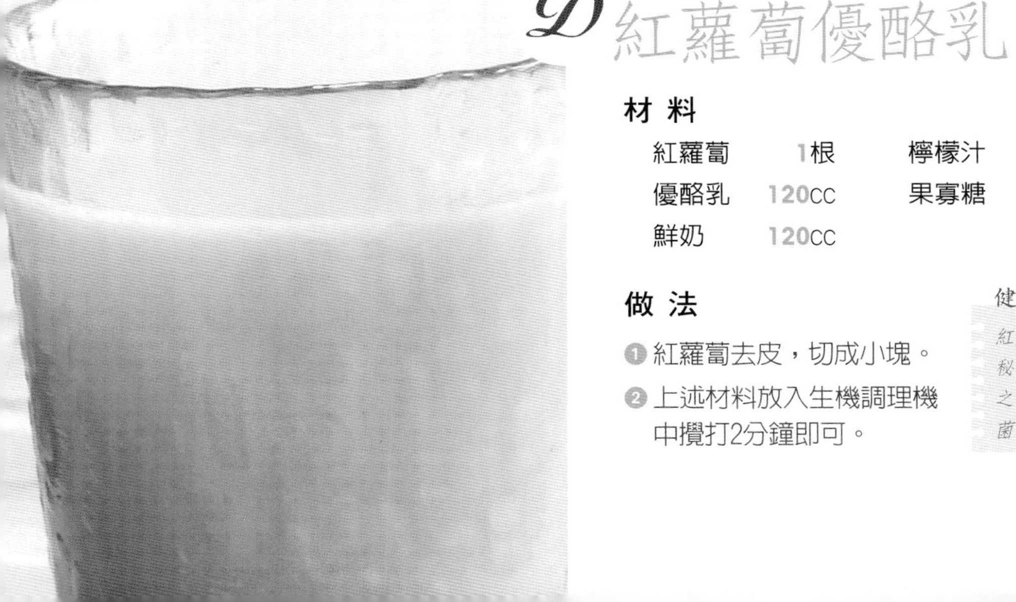

腸胃通順

D 紅蘿蔔優酪乳

熱量 236仟卡 ｜ 蛋白質 8.0公克 ｜ 維生素B_1 0.18克 ｜ 維生素C 12毫克 ｜ 食物纖維 3.9公克

材料

紅蘿蔔	1根	檸檬汁	1小匙
優酪乳	120CC	果寡糖	1大匙
鮮奶	120CC		

做法

1. 紅蘿蔔去皮，切成小塊。
2. 上述材料放入生機調理機中攪打2分鐘即可。

健康好情報

紅蘿蔔有清熱解毒、潤腸通便、預防便秘，並有補血之效，有「貧民的人參」之稱。優酪乳可以增加腸道內的有益菌，促進腸道蠕動。

解決現代人症狀蔬果汁

GOOd for you

JUICE

對症蔬果汁功用參考表

1 上班族元氣蔬果汁

高麗菜綜合果汁／迅速充滿元氣
菠菜綜合蔬果汁／變身大力水手
小麥橘子奶昔／強化耐力
茼蒿鳳梨檸檬汁／消除疲勞

2 失眠

芹菜西洋梨檸檬汁／徹底放鬆
萵苣芹菜蘋果汁／助眠

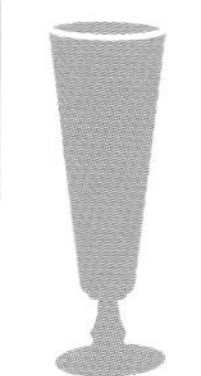

3 肩膀痠痛

紫蘇西芹薑汁／促進身體柔軟
草莓蘋果檸檬汁／告別肩膀痠痛
毛豆小麥蛋奶／減輕焦慮
橘子芹菜花椰汁／促進新陳代謝

4 四肢冰冷

紅蘿蔔薑汁／促進循環
杏桃蘋果汁／發熱散寒
水芹蘋果汁／抗寒
芝麻薑奶／保溫

5 感冒

橘子薑蜜汁／抗寒保溫
柚子蘿蔔蜜／止咳
柿子檸檬汁／發汗
薑梨蜜熱飲／溫熱清肺

6 沒有食慾

草莓優酪乳／胃口全開
西瓜橘子番茄汁／喚醒味蕾
哈密瓜椰奶／促進食慾
蘋果橘子汁／挑動食慾

7 胃腸吸收不好

木瓜優酪乳／去油化脹
番茄蘋果汁／整腸

8 消除疲勞

紅蘿蔔橘子奶昔／帶來活力
酪梨芝麻蜜／回復青春
芒果橘子奶／營養滿分
綠花椰奶昔／防癌抗老

9 紓解壓力

高麗菜鳳梨汁／抗壓
紫蘇芹菜汁／鎮靜精神
水蜜桃豆腐蜜／解壓
木瓜蜜棗汁／解熱安神

10 眼睛痠澀

紅蘿蔔豆漿／明目
芒果哈密瓜汁／護眼

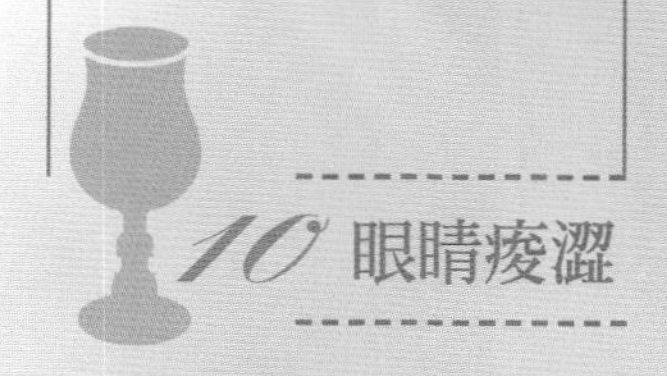

1

上班族元氣蔬果汁

近年來，「過勞死」或「過勞」的案例時有所聞，忙碌的上班族不但工時長、壓力大、睡眠品質差、飲食失調，非常容易出現出現所謂「慢性疲勞症候群」(chronic fatigue syndrone, CFS)，慢性疲勞症候群的患者初期的症狀是：覺得休息不夠，頻打哈欠、全身無力，甚至四肢痠痛。如果不及時改善，接著可能會出現失眠、淺眠、多夢等睡眠障礙，有時還會出現腹痛、軟便或便秘、血壓不穩定、口乾舌燥等自律神經失調的情況，身體抵抗力相對也會減弱。

當自己出現一系列慢性疲勞症候群症狀的同時，還是要經由醫師診察，先排除可能罹患的一些疾病，然後慢慢調整作息，調整飲食，以下介紹的這幾道蔬果汁，都有解壓、消除疲勞的功效，長期飲用會使您更健康、更充滿元氣！

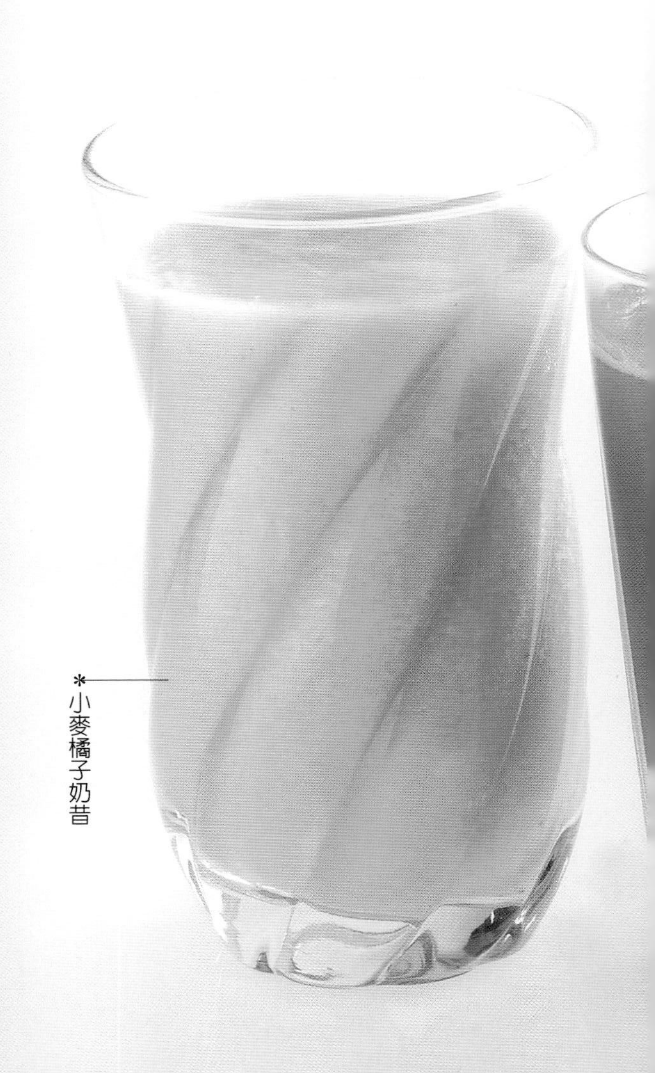

*小麥橘子奶昔

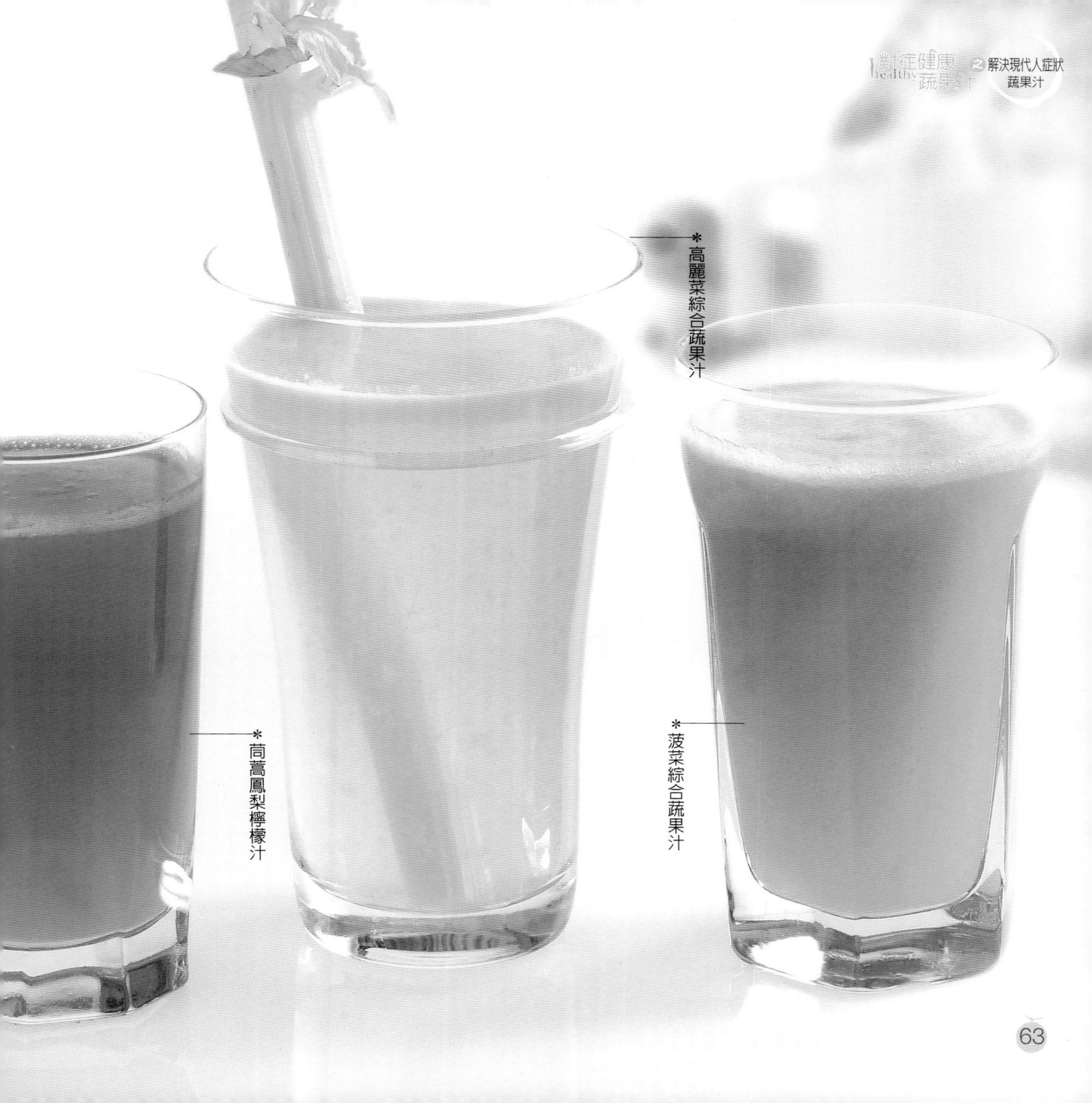
*高麗菜綜合蔬果汁
*茼蒿鳳梨檸檬汁
*菠菜綜合蔬果汁

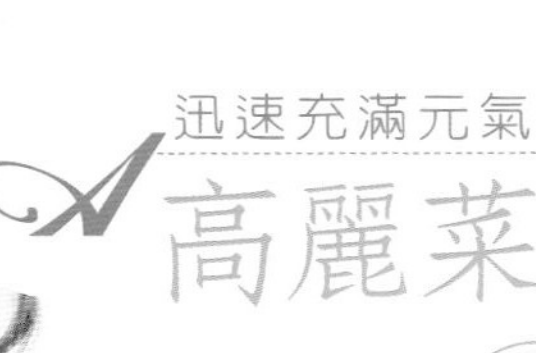

迅速充滿元氣

A 高麗菜綜合蔬果汁

熱量 111仟卡｜維生素A 4202單位｜鈣 118毫克｜維生素C 132毫克

材料

紅蘿蔔 1/3條
高麗菜 1/6個
芹菜 2支
橘子 1個
檸檬汁 1小匙
果寡糖 2大匙
冷開水 1杯（約240cc）

做法

1. 紅蘿蔔削皮、橘子剝皮去籽，各切成小塊。高麗菜、芹菜也切小塊。
2. 上述材料全部放入生機調理機中攪打2分鐘。

健康好情報

紅蘿蔔能增強視力、人體免疫力，有抗病毒、抗腫瘤作用，能預防流行性感冒，是一杯道地的元氣果汁。紅蘿蔔是欠缺蔬果的人的最佳夥伴。

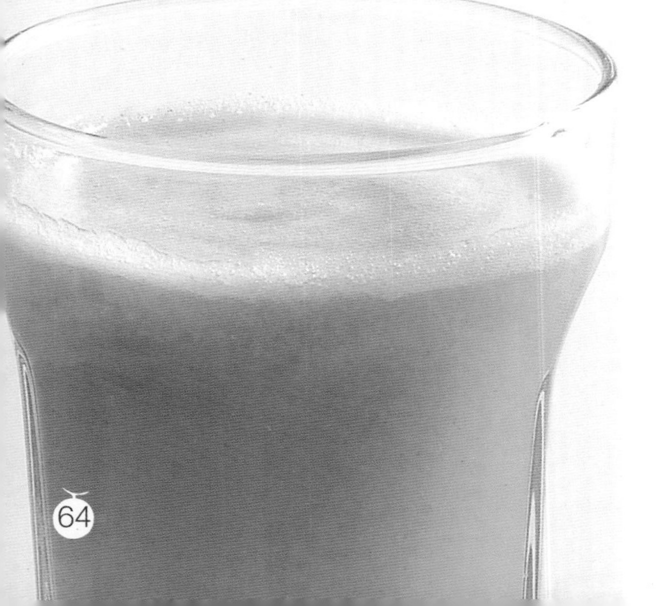

變身大力水手

B 菠菜綜合蔬果汁

熱量 109仟卡｜維生素A 2080單位｜維生素B_1 0.25毫克｜維生素B_2 0.32毫克｜維生素C 161毫克｜鐵 4.4毫克

材料

菠菜 100公克（約3兩）
高麗菜 50公克（約1.3兩）
哈蜜瓜 150公克（約4兩）（1/4片）
檸檬汁 1大匙
果寡糖 2大匙
冷開水 1杯（約240cc）

做法

1. 菠菜撕成小塊。哈蜜瓜削皮去籽，各切成小塊。
2. 上述材料全部放入生機調理機中攪打2分鐘。

健康好情報

菠菜富含維生素A、維生素C、礦物質鐵、鈣等，營養均衡。尤其是鐵質可以增強免疫力，防止疲勞，有助改善貧血、清理腸胃積熱、補血潤燥，喝了就像大力水手卜派一樣，讓人元氣十足。

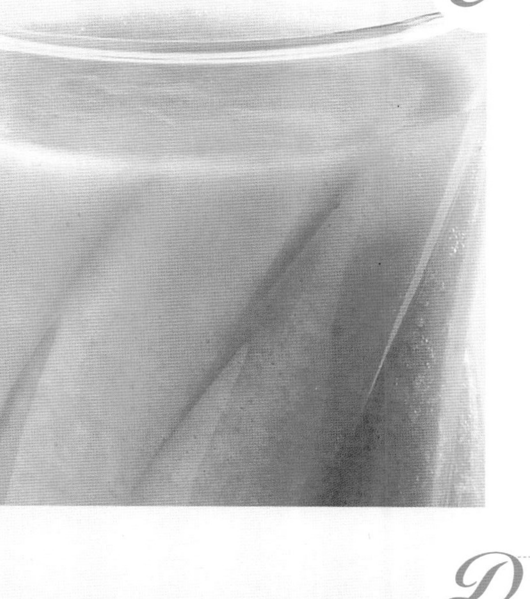

強化耐力

C 小麥橘子奶昔

熱量 351仟卡　蛋白質 12.1公克　維生素A 1429單位　維生素B1 0.43毫克　維生素B2 0.48毫克

材料

芒果（約3兩）	100公克
橘子	1/2個
蛋黃	1個
鮮奶（240cc）	1杯
小麥胚芽	1~2大匙
果寡糖	2大匙

做法

1. 芒果削皮去核，橘子剝皮去籽，切成1公分大。
2. 材料全部放入生機調理機中攪打2分鐘。

健康好情報

芒果的胡蘿蔔素、橘子的維生素C、蛋黃和牛奶的鈣質，小麥胚芽的維生素B群、E，結合成這杯高營養價值的果汁。維生素C和B群有助恢復疲勞，維生素E可以強化耐力、抗老化。再加上一匙的小麥胚芽，更為營養價值加分。

消除疲勞

D 茼蒿鳳梨檸檬汁

熱量 124仟卡　維生素A 1900單位　維生素B1 0.33毫克　維生素B2 0.28毫克　維生素C 60毫克　鈣 133毫克　鐵 2.4毫克

材料

茼蒿（約3兩）	100公克
鳳梨（約1/6個，4兩）	150公克
白蘿蔔（約1.3兩）	50公克
檸檬汁	1大匙
果寡糖	2大匙
冷開水（約240cc）	1杯

做法

1. 茼蒿洗淨撕成小塊。鳳梨和白蘿蔔削皮，各切成小塊。
2. 上述材料全部放入生機調理機中攪打2分鐘。

健康好情報

茼蒿能促進腸胃蠕動、預防便秘降低膽固醇、促進血液循環。這一杯可以補充維生素A、C，以及恢復疲勞不可或缺的B_1。鳳梨可以增添風味，喝來更順口。

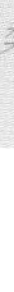

2

失眠

失眠在醫學上的定義是，入睡困難、無法維持連續的睡眠、或睡醒之後仍無法恢復體力時，導致日間不適，例如：疲倦、無精神、煩躁、易怒、精神不集中等情況。

忙碌的現代人，不知覺中累積壓力，造成精神緊繃，以致常為失眠所苦。所以，通常失眠都是身心症的警訊之一。改善之道，除了適度運動，輕鬆泡個熱水澡，時下也出現很多安眠商品。包括冥想音樂、芳香療法等，都有助於改善睡眠。除此之外，不妨喝杯具有精神鎮靜效果的蔬果汁，讓自己有個舒適好眠。

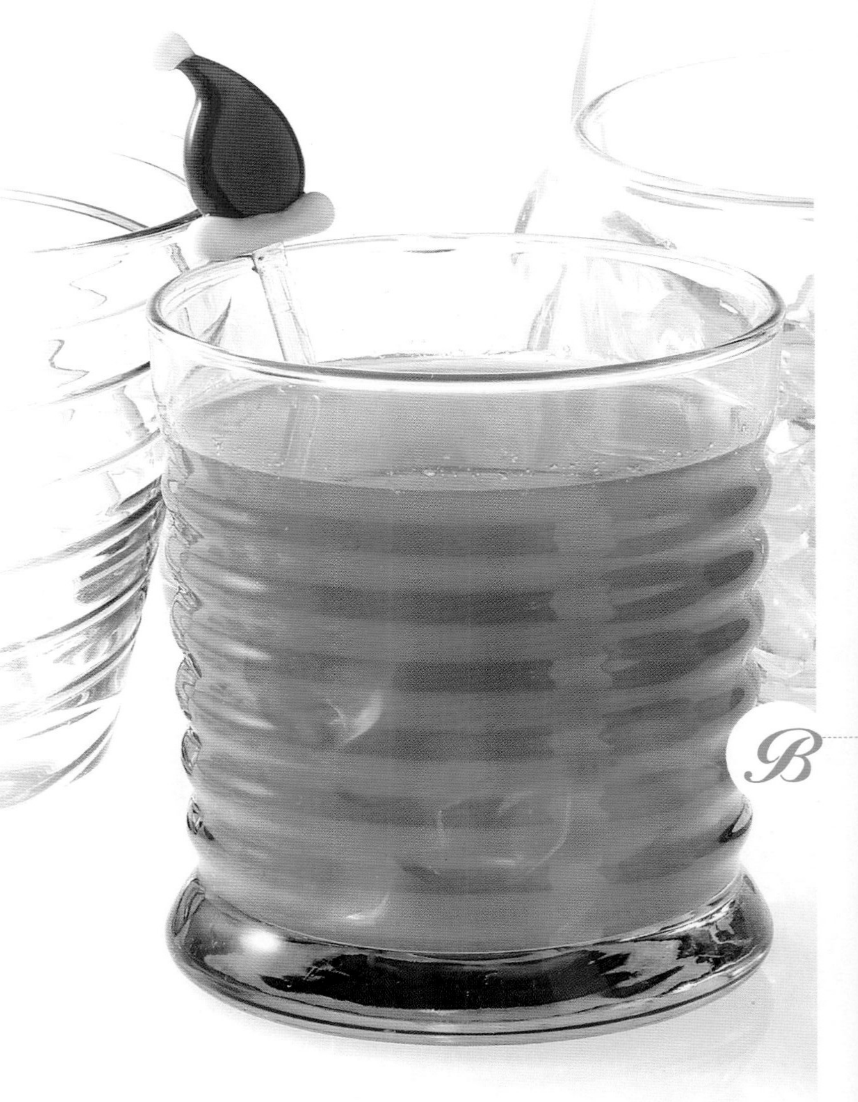

徹底放鬆

A 芹菜西洋梨檸檬汁

熱量	維生素A	維生素C	鈉	鈣	鉀
95仟卡	21.6單位	17.7毫克	41.1毫克	34.2毫克	297毫克

材 料

- 芹菜 1/2根
- 西洋梨（約4兩） 150公克
- 檸檬汁 1小匙

做 法

1. 洋梨削皮剔除核和種子，檸檬削皮，切成適當大小。芹菜切段。
2. 上述材料放入榨汁機榨汁

健康好情報

芹菜含大量芹菜素、精油、鈣、鐵，具有將血壓、清潔血液、平肝清熱等效用。喝一杯具有精神鎮靜效果的芹菜汁有助改善睡眠。

助 眠

萵苣芹菜蘋果汁

熱量	維生素A	維生素C	鈉	鉀	鈣
124仟卡	29.6單位	8.1毫克	39.3毫克	446毫克	283.8毫克

材 料

- 萵苣（約3兩） 100公克
- 芹菜（1支） 30公克
- 蘋果（約5~6兩） 200公克
- 果寡糖 2大匙
- 冷開水（約240cc） 1杯

做 法

1. 萵苣、芹菜撕成小塊。
2. 蘋果帶皮去核，切小塊備用。
3. 上述材料放入生機調理機中攪打2分鐘。

健康好情報

萵苣有助改善失眠、神經焦慮，並具有解熱的功能，精神鎮靜的效果。作成果汁飲用，效果更值得期待。

3

肩膀痠痛

肩膀痠痛形成的原因，大多是因為肩膀周圍肌肉的血液發生循環障礙，以及肌肉過度疲勞所造成。如果上班族長時間以同樣的姿勢工作、過度使力，就容易成為肩膀痠痛的高危險群。要改善肩膀痠痛的問題，建議上班族可以利用短暫的休息時間活動一下筋骨，從事簡易的伸展操。下班後可以冷、熱水交替沖洗肩膀，促進肩膀周圍肌肉的血液循環。並注意飲食生活要營養均衡，以活絡血液循環。

以下介紹的幾道蔬果汁都有促進循環、解除壓力的功效，讓您告別痠痛，不再「僵」化。

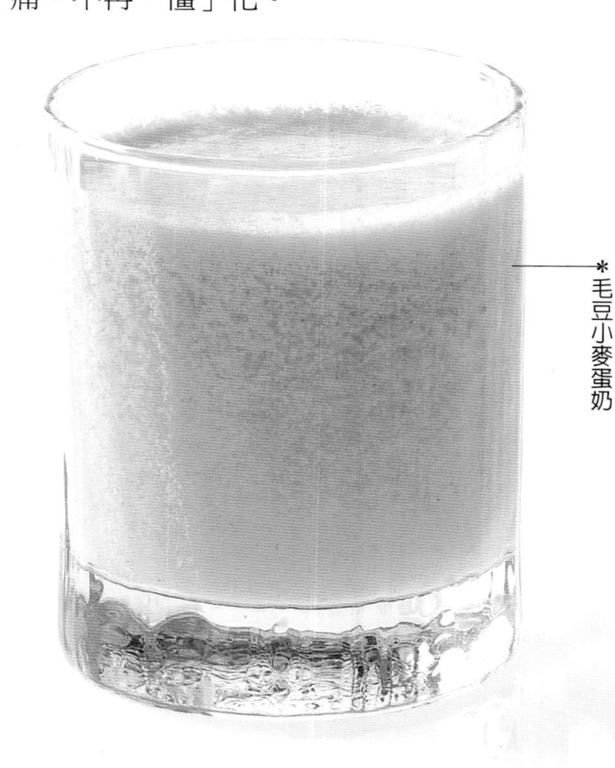

*毛豆小麥蛋奶

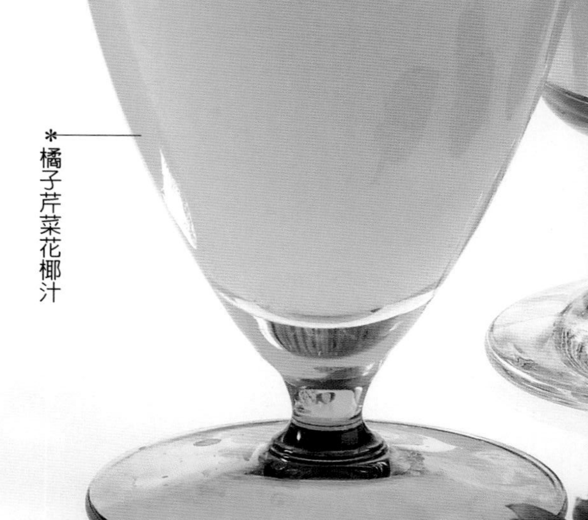

*橘子芹菜花椰汁

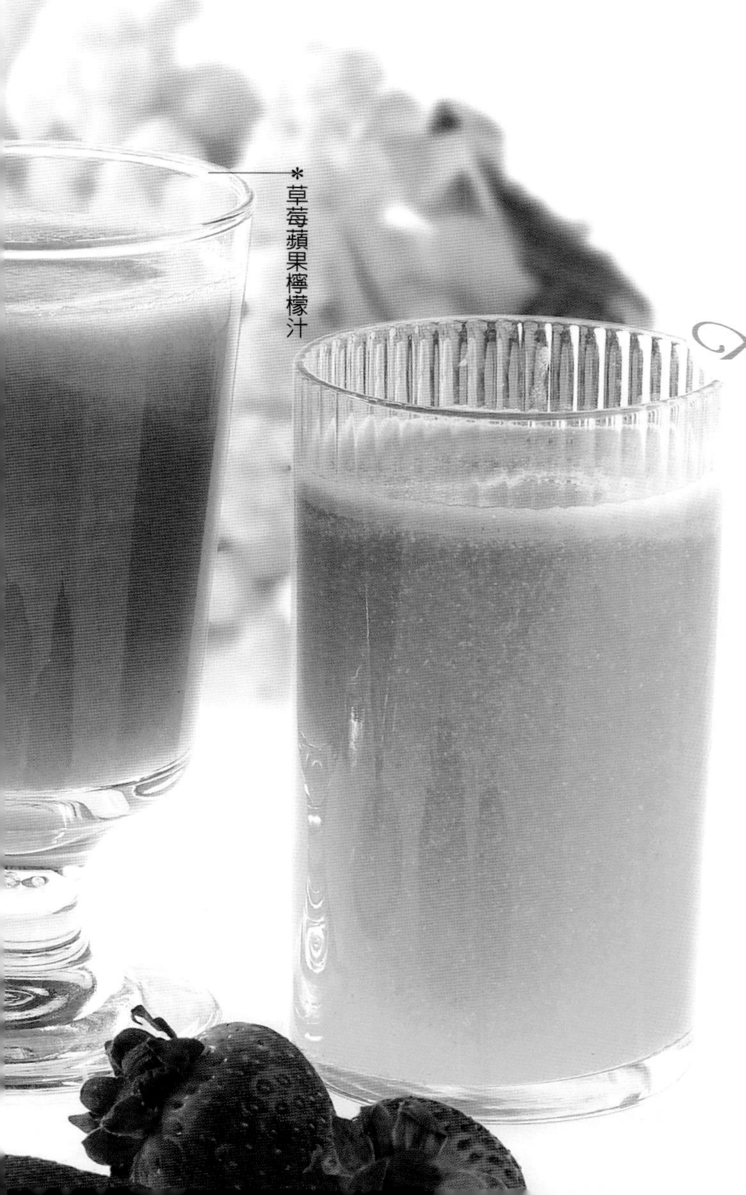

促進身體柔軟

A 紫蘇西芹薑汁

熱量 132仟卡
維生素A 1320單位
維生素B1 0.22毫克
維生素C 74毫克

材料

綠紫蘇	20片	蘋果	半個
薑汁	2大匙	檸檬	2大匙
西洋芹	1/2片	果寡糖	2大匙
鳳梨	1/6片	冷開水（約240cc）	1杯

做法

1. 西洋芹切成小塊。鳳梨削皮、蘋果帶皮去核，各切成適度大小。
2. 上述材料放入生機調理機中攪打2分鐘。

健康好情報

紫蘇來自紫蘇醛，具有防腐、殺菌，可預防食物中毒，增進食慾。增強免疫系統，改善過敏體質，有助於肌肉恢復疲勞。加上對人體有保溫作用的薑，以及維生素含量豐富的水果，可以增進放鬆效果，有效緩和肩膀痠痛。

告別肩膀痠痛

B 草莓蘋果檸檬汁

熱量 236仟卡
維生素B_1 0.14克
維生素B_2 0.14毫克
維生素C 155毫克

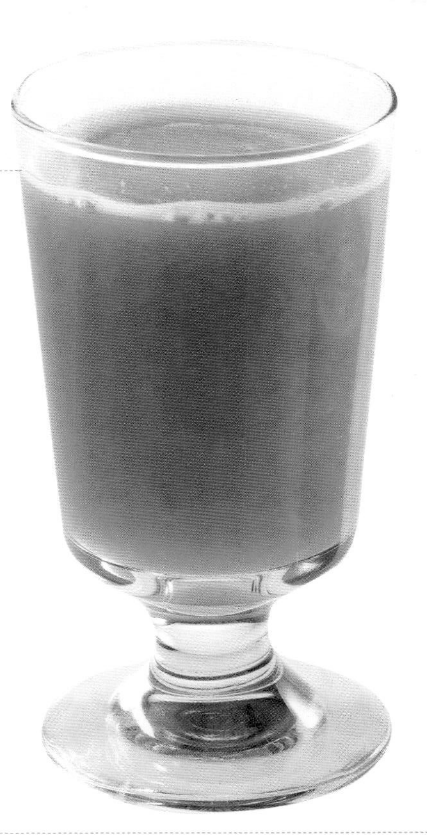

材料

白花椰菜（約3兩）	100公克
草莓（約3兩）	100公克
蘋果	半個
檸檬汁	1大匙
果寡糖	2大匙
冷開水（約240cc）	1杯

做法

1. 花椰菜（白）切小塊。草莓去蒂頭，蘋果帶皮去核，各切成適當大小。
2. 上述材料放入生機調理機中攪打2分鐘。

健康好情報

壓力會引起肩膀痠痛。維生素C具有緩和壓力的作用，因此飲用維生素C豐富的蔬果汁，有助於擺脫肩膀痠痛的煩惱。

減輕焦慮

C 毛豆小麥蛋奶

熱量 325仟卡
維生素B_1 0.39毫克
維生素B_2 0.45毫克
鈣 235毫克

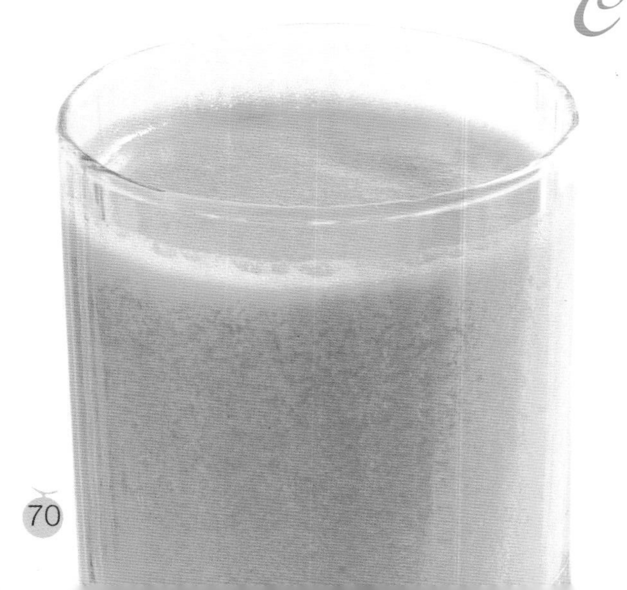

材料

毛豆（水煮去殼）	2大匙
蛋黃	1個
鮮奶（約240cc）	1杯
小麥胚芽	1大匙
果寡糖	2大匙
萊姆酒	1/2小匙

做法

* 萊姆酒以外的材料都放入生機調理機中攪打2分鐘，最後淋上萊姆酒。

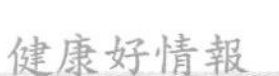

健康好情報

毛豆多食用能健脾益氣、治貧血、腳氣、高血壓、動脈硬化。牛奶可以緩和焦慮不安的情緒。小麥胚芽富含維生素E、抗衰老、防止老化。

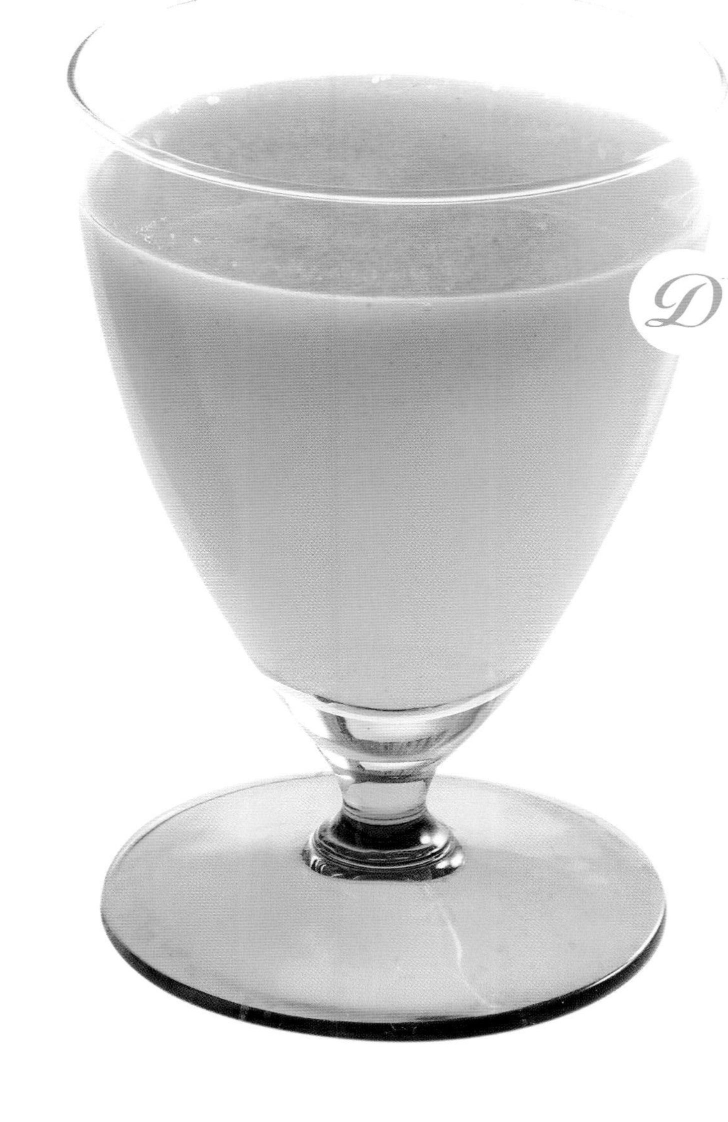

促進新陳代謝

D 橘子芹菜花椰汁

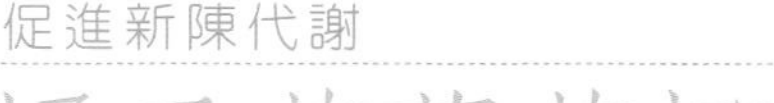
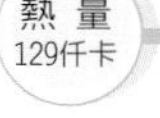

熱量	維生素A	維生素B_1	維生素B_2	維生素C
129仟卡	510單位	0.21毫克	0.32毫克	190毫克

材料

綠花椰菜（約3兩）	100公克	蘋果（約3兩）	100公克
橘子	1個	果寡糖	2大匙
芹菜	1/4支	冷開水（約240cc）	1杯

做法

1. 橘子剝皮去籽，蘋果帶皮去核，切成小塊。花椰菜切塊備用。
2. 上述材料放入生機調理機中攪打2分鐘

健康好情報

橘子中的奎寧酸、維生素C含量豐富，可以促進血液循環。具有生津止渴、清熱潤肺、開胃理氣之效。

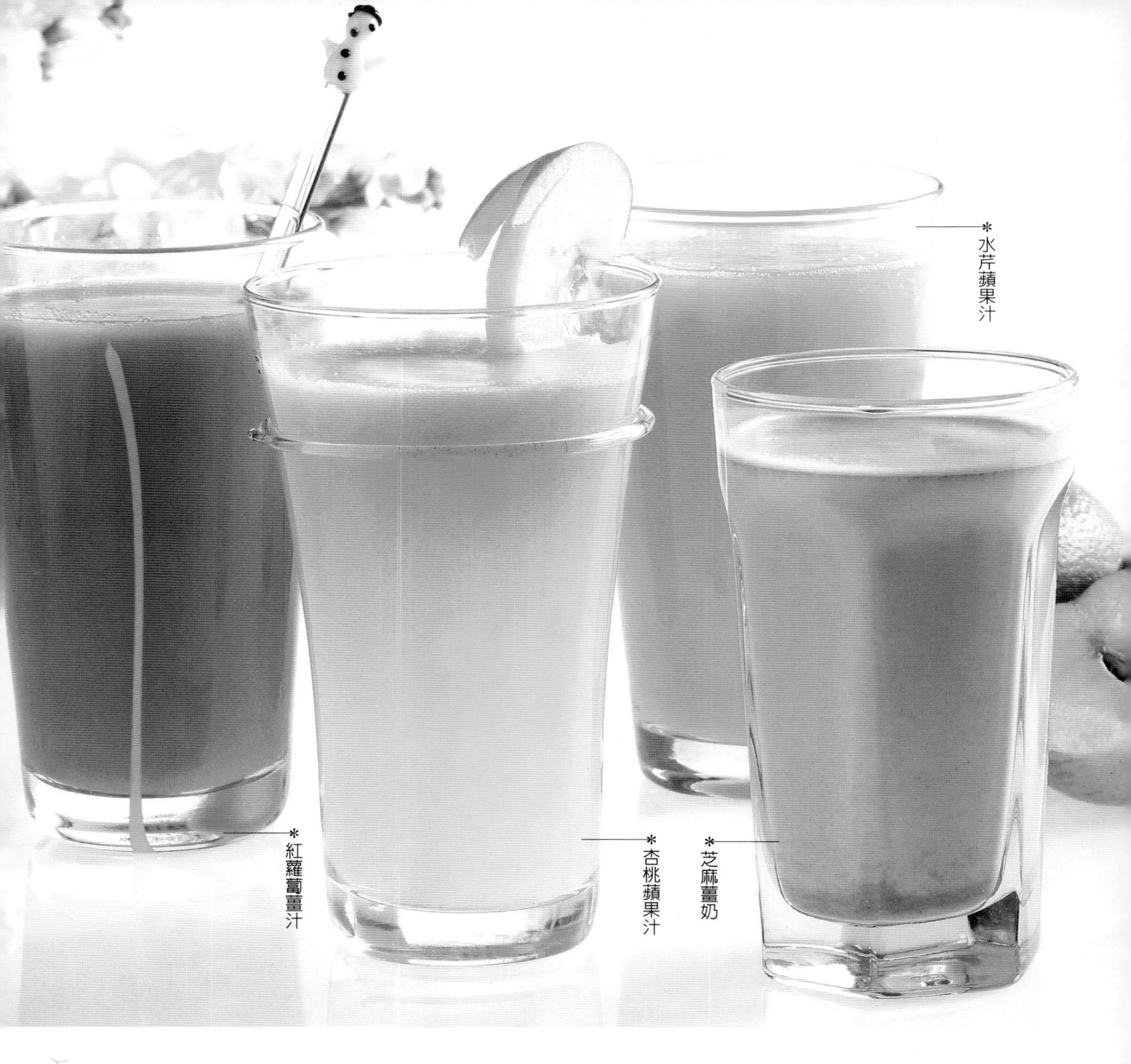

*水芹蘋果汁
*紅蘿蔔薑汁
*杏桃蘋果汁
*芝麻薑奶

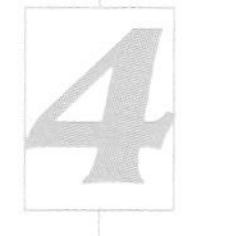

四肢冰冷

據醫學專家所說，體型較瘦、虛身寒體的女性最容易有手腳冰冷的情況，手腳冰冷是自律神經、末梢血液循環、體溫調節作用的功能調節不順暢，血管變細所引起的。

如果已經多添衣物了，仍然手足冰冷，表示體溫的平均調配及體表溫覺神經系統需要藉由手指、肩膀、膝蓋及腳趾關節部位，多加按摩運動及養生滋補來改善體質，才能減少熱能散失。

要改善四肢冰冷的毛病，不外乎促進血液循環、活絡新陳代謝。因此除了多運動，還要多多攝取營養素。以下所介紹的各道蔬果汁，都有促進血液循環、發熱散寒的效果，常常覺得四肢冰冷的朋友可以多多飲用，讓您常保「熱」情。

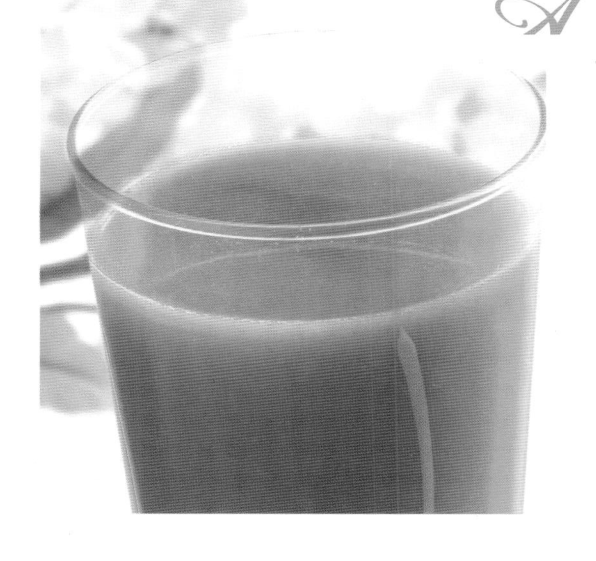

促進循環

A 紅蘿蔔薑汁

熱 量 102仟卡
蛋白質 3.2公克
維生素A 6162單位
維生素B2 0.21毫克
維生素C 88毫克

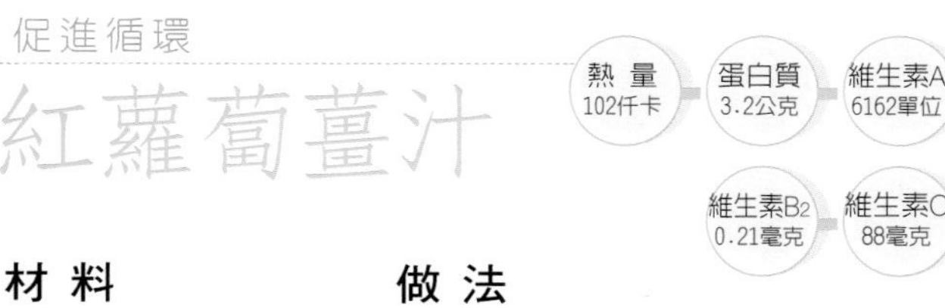

材料

- 薑汁 2大匙
- 橘子 1個
- 紅蘿蔔 1根
- 檸檬汁 1匙
- 果寡糖 2大匙
- 冷開水（約240cc） 1杯

做法

1. 材料全部削皮，各切成小塊。
2. 上述材料放入生機調理機中攪打2分鐘。

健康好情報

薑具有暖身效果、促進血液循環、發熱散寒、溫脾健胃，解毒、殺菌。紅蘿蔔有能促進造血功能的維生素A、橘子的維生素C則可促進血液循環，營養成分相當均衡。

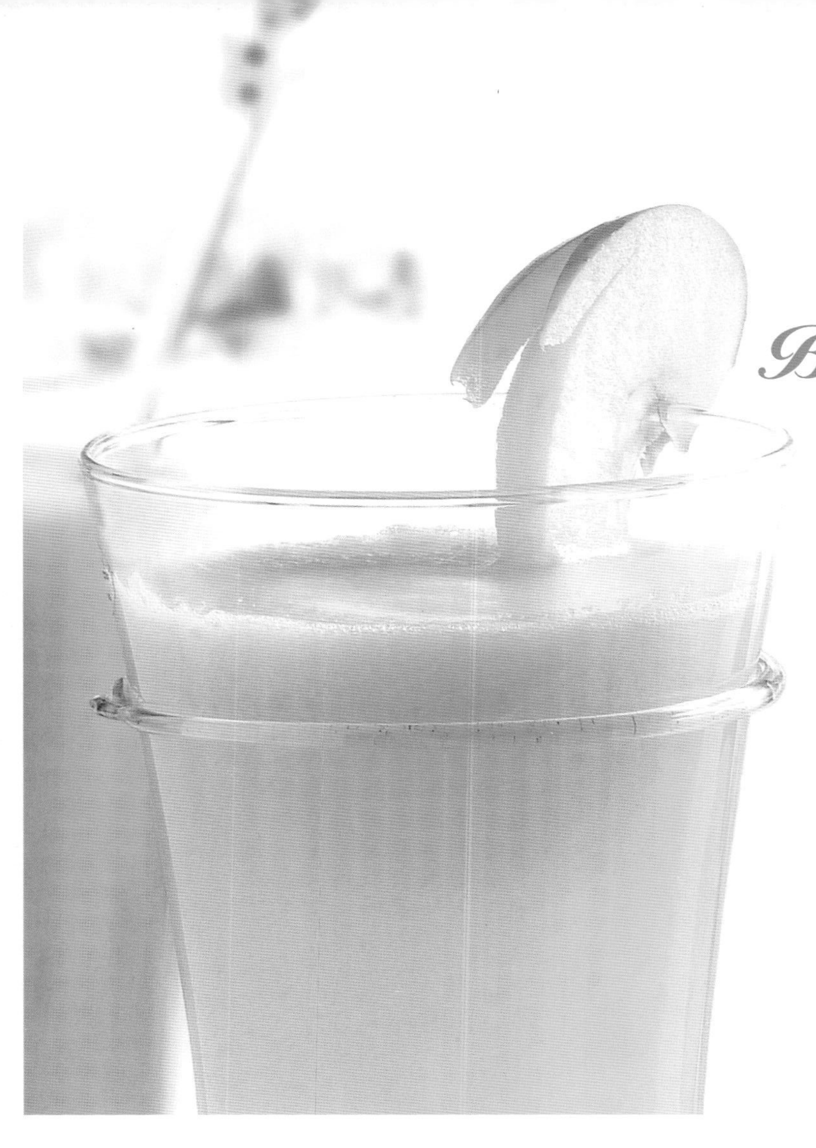

發熱散寒

B 杏桃蘋果汁

熱量	蛋白質	維生素A	鈣
178仟卡	2.8公克	1111單位	28毫克

材料

杏桃乾（4粒）	30公克
蘋果（約5~6兩）	200公克
檸檬汁	1大匙
果寡糖	1大匙
冷開水（約240cc）	1杯

做法

1. 杏桃乾用溫水泡軟，切小丁。
2. 蘋果帶皮去核，切小塊。
3. 上述材料放入生機調理機中攪打2分鐘。

健康好情報

杏桃可以讓人體暖和，含有豐富的β-胡蘿蔔素、番茄紅素，能預防癌症，大量的食物纖維，能改善便秘，預防肥胖。

抗 寒

C 水芹蘋果汁

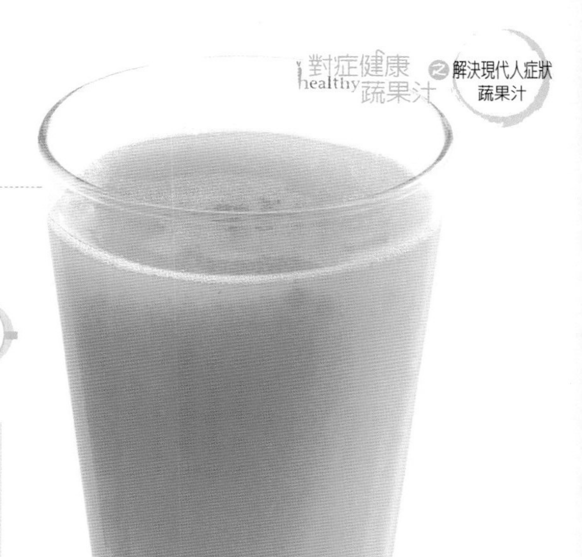

材 料

水芹菜 80公克（約2~2.5兩）
蘋果 150公克（約4兩）
檸檬 1/4個

熱 量	維生素A	維生素B2	鐵
93仟卡	576單位	0.12毫克	1.5毫克

健康好情報

水芹菜性平，味甘，止血養精，保血脈、益氣，去伏熱。水芹菜具有的香味成分，具有發汗、保溫效果，可以改善四肢冰冷的毛病。

做 法

1. 蘋果帶皮去核，水芹菜洗淨，切小段。
2. 上述材料放入生機調理機中攪打2分鐘。

保 溫

D 芝麻薑奶

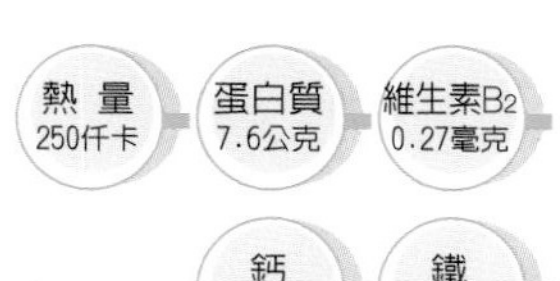

熱 量	蛋白質	維生素B2	鈣	鐵
250仟卡	7.6公克	0.27毫克	339毫克	1.9毫克

材 料

芝麻醬 1大匙
薑汁 1小匙
鮮奶 240cc
果寡糖 2大匙

做 法

* 上述材料放入生機調理機中攪打2分鐘。

健康好情報

芝麻中豐富的蛋白質可以幫助人體保溫，維生素E則有助於改善末梢血管循環不良的毛病，薑能增加食慾、促進血液循環、可治風寒感冒，有暖身之效。

5 感冒

為什麼會感冒呢？在一年四季春、夏、秋、冬季節輪替的時候，天氣早晚溫差變化大的情況下，人們最容易感冒生病，而在早晚較為寒冷的秋天或冬天，一般身體免疫力較弱的人更容易感冒。感冒可以說是萬病之原，所以有感冒徵兆時就要小心。注意保溫，攝取易消化、營養分高的的食物，同時要多休息、多喝水。

以下所介紹的幾道蔬果汁，有止咳、散寒、清熱、提高免疫力等功效，可以改善症狀，加速痊癒。

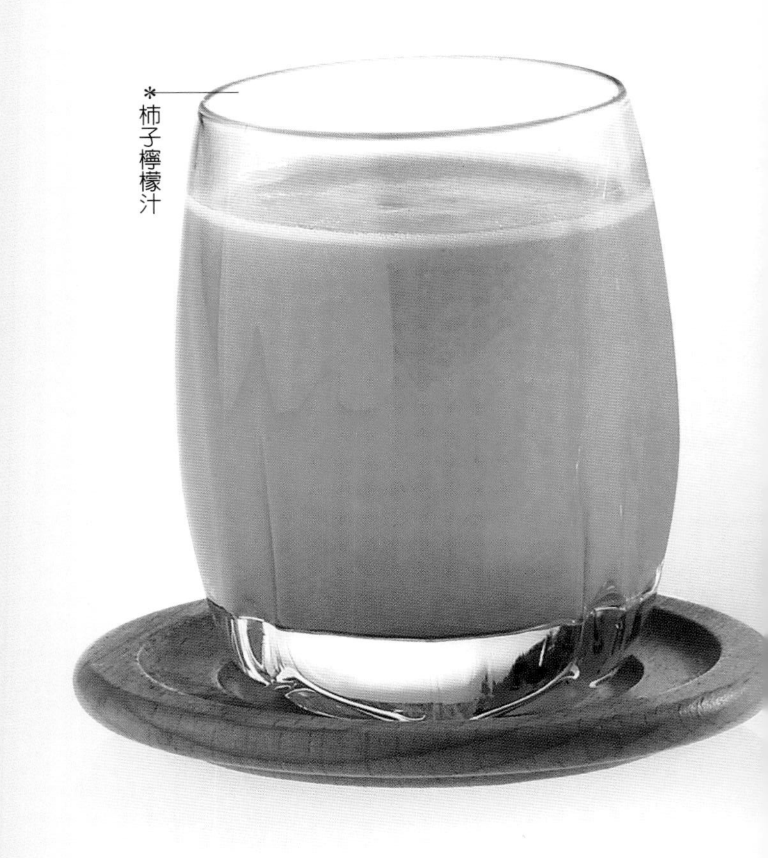

*柿子檸檬汁

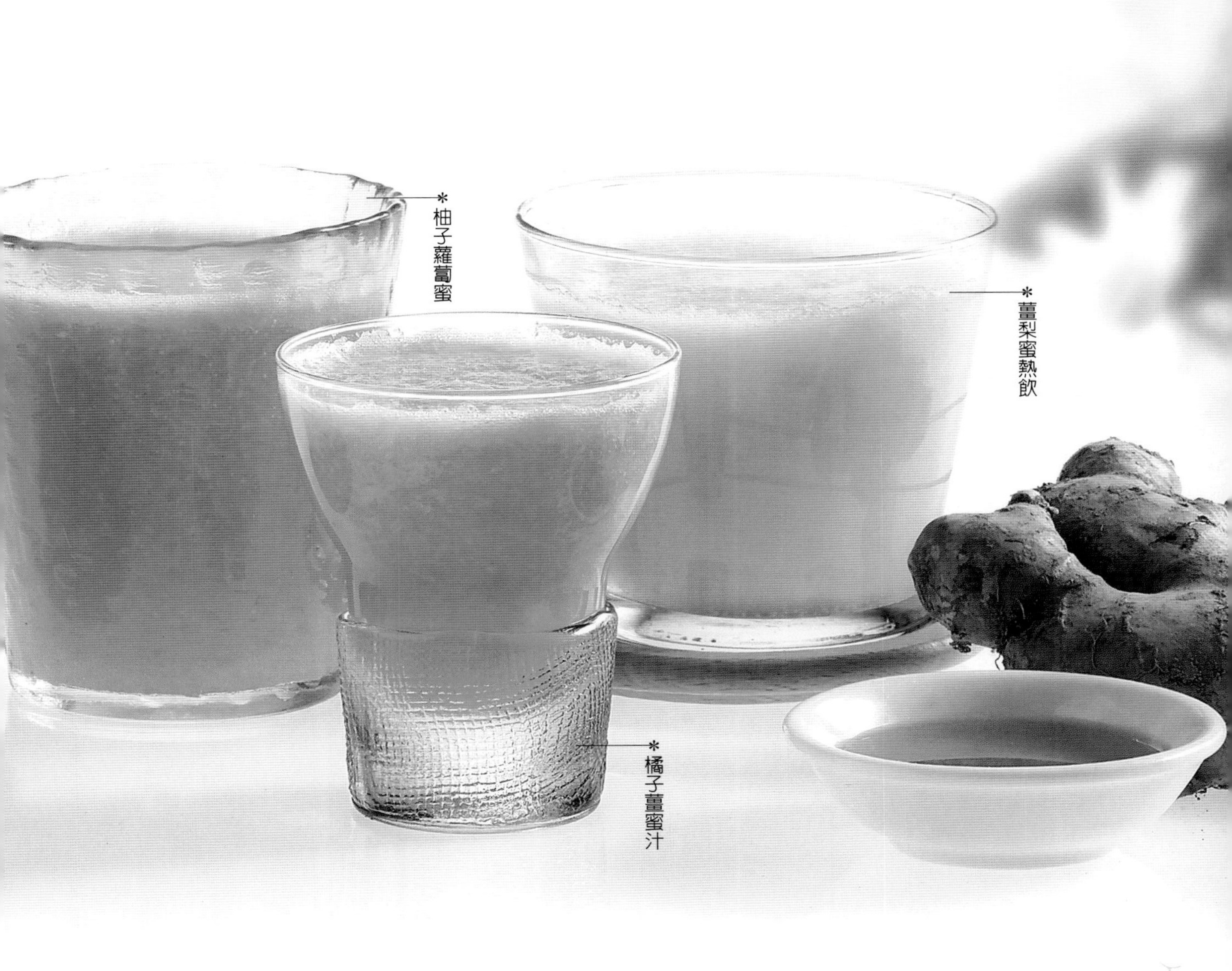
*柚子蘿蔔蜜
*薑梨蜜熱飲
*橘子薑蜜汁

抗寒保溫

橘子薑蜜汁

材料

橘子	2個
薑汁	1大匙
蜂蜜	2大匙
冷開水	3/4杯

做法

＊橘子先手動榨汁，添加薑汁、蜂蜜後，放入電鍋或電磁爐加熱。

熱量 140仟卡　維生素C 121毫克

健康好情報

橘子含豐富的奎寧酸、維生素C，具有生津止渴、清熱潤肺、開胃理氣之效。本熱飲含有豐富的維生素C，喝了讓人打心窩裡暖起來。

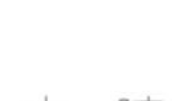

止　咳

柚子蘿蔔蜜

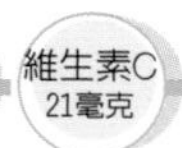

材料

柚子	1個
柚子皮	1/4個
白蘿蔔	1/4條
蜂蜜	2大匙
冷開水（約240cc）	1杯

做法

1. 柚子先手動榨汁，柚子皮綠色部分切絲；白蘿蔔削皮磨成泥，再用紗布瀝汁。
2. 材料放入生機調理機中攪打2分鐘。

健康好情報

柚子(又稱文旦)能清潔血液、美容養顏、增強免疫力，清熱解酒、健脾開胃，維生素C可以提升身體的抵抗力，蘿蔔則有止咳功效。此外，蜂蜜容易消化，也有助於恢復疲勞。

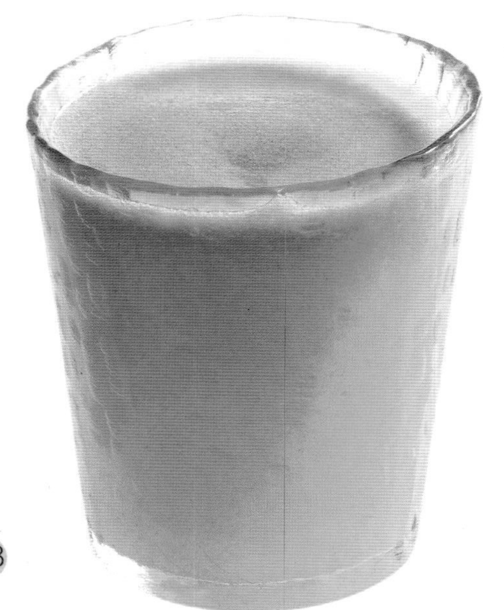

發 汗

C 柿子檸檬汁

材 料

柿子乾	1個
檸檬汁	1匙
水 (約240cc))	240cc
果寡糖	3大匙

做 法

* 柿子乾切除蒂頭去籽，切成小丁，上述材料放入生機調理機中攪打2分鐘。

熱量 137仟卡　維生素A 90毫克

健康好情報

柿子乾可以幫助身體發汗，適合發燒時飲用的熱果汁。柿子乾雖然維生素C不如新鮮柿子，不過維生素A則增加三倍。檸檬有殺菌作用，美容養顏，消除疲勞、祛暑排毒。

溫熱清肺

D 薑梨蜜熱飲

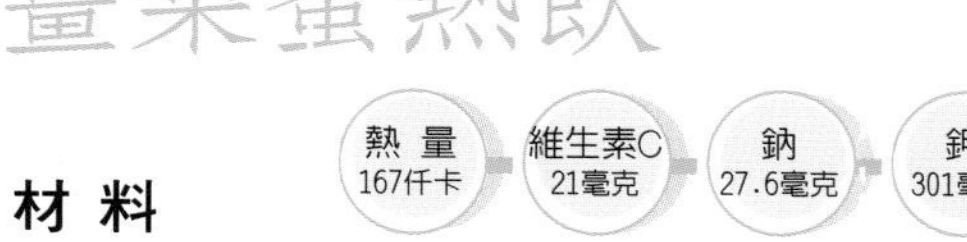
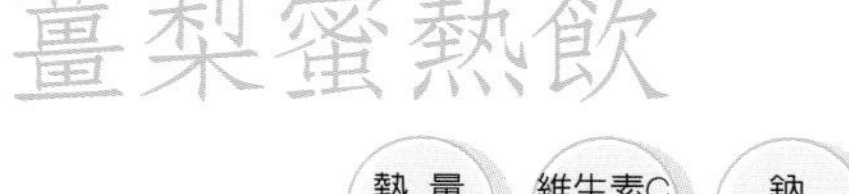
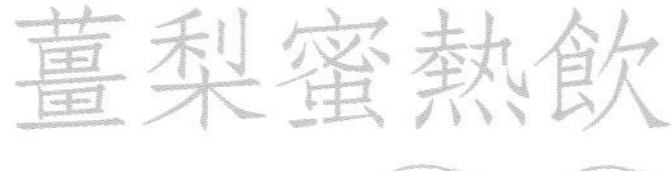
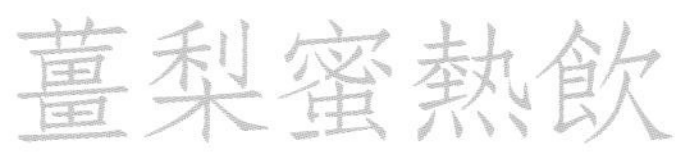

熱量 167仟卡　維生素C 21毫克　鈉 27.6毫克　鉀 301毫克　鈣 10.2毫克

材 料

梨子	1個	蜂蜜	1大匙
薑泥	2大匙	冷開水 (約240cc)	1杯

做 法

1. 梨子削皮去籽，薑削皮，各切小塊，放入生機調理機中攪打2分鐘。
2. 添加蜂蜜後，放入電鍋或電磁爐加熱。

健康好情報

梨具生津止渴、清熱潤肺、止咳化痰的功效，這道果汁適合喉嚨痛時飲用的熱飲，添加薑汁和蜂蜜還有助於化咳止痰。

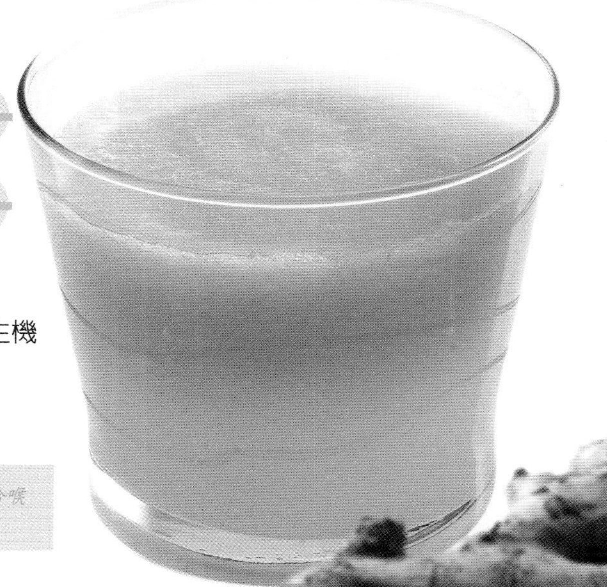

6 沒有食慾

現代人面對工作與生活環境的改變，隨處飲食的環境讓現代人的腸胃問題也益形複雜，對於主司消化機能的胃腸常是問題所在，而食慾控制的中樞神經，位於腦的視丘下部，包括引起我們飢餓感的攝食中樞與與抑制食慾的滿腹中樞、彼此無法有效配合，因此就會發生食慾不振的情況。

而這些影響食慾的因素，包括情緒不安，壓力或煩惱，食慾就會不好，關於這種狀況，可以歸類為精神性食慾不振。若是胃腸本身罹患疾病而引起的食慾不振，則稱為機能性食慾不振，例如：慢性胃炎、胃弛緩、胃癌都有可能出現這樣的症狀。如果忽然開始覺得胃口變差、或連續不斷的食慾減退，就要徹底到醫院去檢查問題。

不過，要是純粹如夏天炎熱或體質虛弱，造成暫時性的飲食不振，大多都是疲勞過度所引起胃疲勞，這個時候應該需要做充分休息，減少菸酒的刺激，避免熬夜、加班，再者如果能夠選擇比較適合腸胃吸收或消化的食物，也可以明顯改善食慾問題，這時候好消化、好吸收的蔬果汁，比較能促進食慾，也能取代一般食物的營養。

*哈蜜瓜椰奶

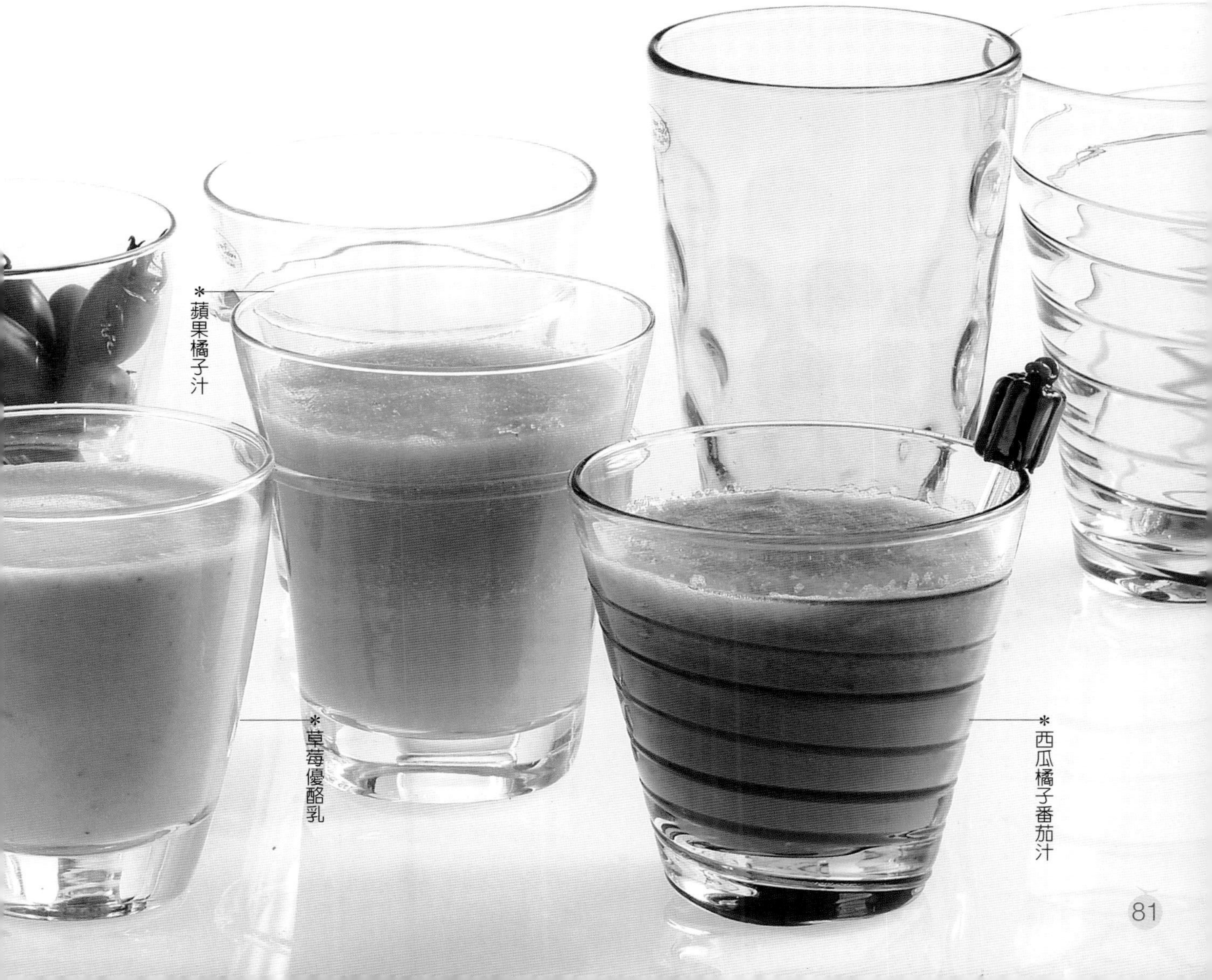

*蘋果橘子汁

*草莓優酪乳

*西瓜橘子番茄汁

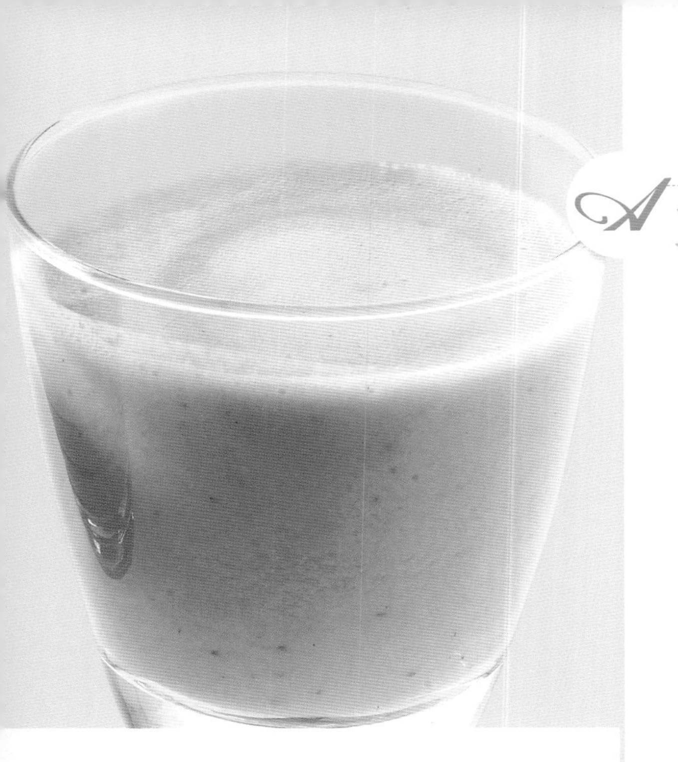

胃口全開

A 草莓優酪乳

熱量	維生素A	維生素B_2	維生素C	鈣	鐵
199仟卡	100單位	0.26克	168毫克	145毫克	1.1毫克

材料

- 草莓（約5~6兩） 200公克
- 優酪乳（約200cc） 3/4杯
- 檸檬汁 1大匙
- 果寡糖 2大匙

健康好情報

草莓含豐富的蘋果酸、檸檬酸、葡萄糖、果糖等，尤其維生素C的含量極高，具抗氧化作用，可消除油膩、增加食慾、養顏美容、增強免疫力、健全細胞組織、預防感冒。

做法

＊草莓去蒂切大丁，材料全部放入生機調理機中攪打2分鐘。

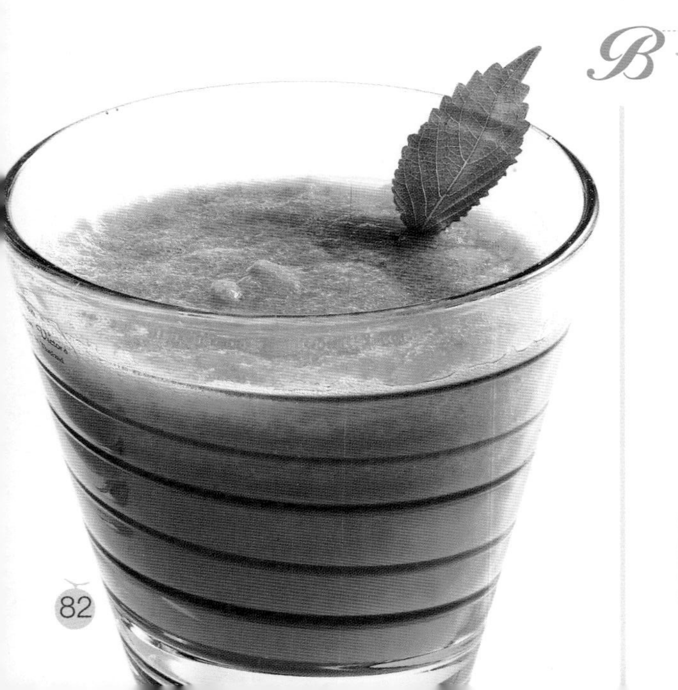

喚醒味蕾

B 西瓜橘子番茄汁

熱量	維生素A	維生素C	維生素B_2
81仟卡	431單位	62毫克	0.13毫克

材料

- 西瓜（約4兩） 150公克
- 橘子 1/2個
- 番茄 1個
- 檸檬汁 1大匙
- 冷開水（約200cc） 3/4杯
- 果寡糖 1大匙

做法

1. 西瓜削皮去籽、橘子剝皮去籽，連同番茄切成1公分大小。
2. 上述材料全部放入生機調理機中攪打2分鐘。

健康好情報

西瓜含豐富蘋果酸、維生素A、β-胡蘿蔔素，具清熱解渴、利尿消腫、解酒毒之效。夏天食慾不振時，清爽的西瓜汁可以補充維生素、礦物質。

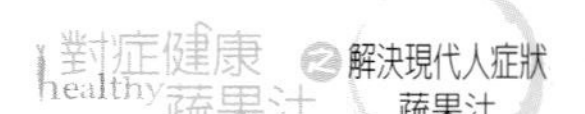

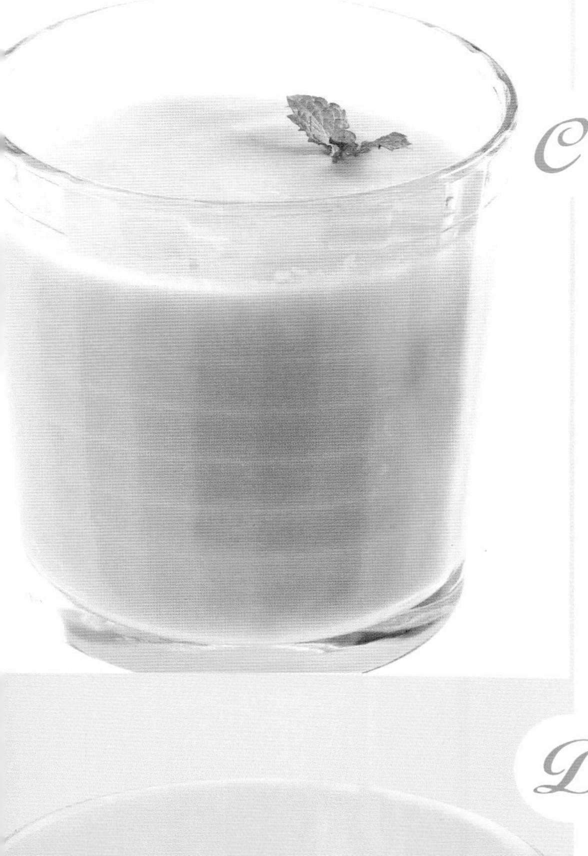

促進食慾

C 哈密瓜椰奶

熱量 177仟卡 | 蛋白質 3.8公克 | 維生素A 366單位 | 維生素B2 0.20毫克 | 維生素C 42毫克 | 鈣 116毫克

材料

哈蜜瓜 1/5片
椰奶 1/4杯（或椰漿）（約40cc）
鮮奶 3/4杯（約200cc）
果寡糖 1大匙

做法

1. 哈蜜瓜削皮去籽，切成大丁。
2. 材料全部放入生機調理機中攪打2分鐘。

健康好情報

哈密瓜含豐富的醣類、維生素A、維生素C、胡蘿蔔素，具消暑、解渴、利尿之效，美容養顏，能補充電解質。香甜可口的哈蜜瓜加上濃稠香醇的椰奶，風味絕佳。食慾不振的時候，也很容易下喉。

挑動食慾

D 蘋果橘子汁

熱量 147仟卡 | 維生素C 78毫克 | 鈣 25毫克

材料

橘子 1個
薑汁 1大匙
蘋果 200公克（約5~6兩）

做法

1. 橘子去皮去籽，蘋果帶皮去心，各切小塊。
2. 上述材料全部放入生機調理機中攪打2分鐘。

健康好情報

薑汁可以促進胃液分泌、增加食慾，促進血液循環，溫脾健胃，有活血之效，還可提高消化器官的功能。薑汁獨特的香味有提味效果，讓蔬果汁的風味更佳。

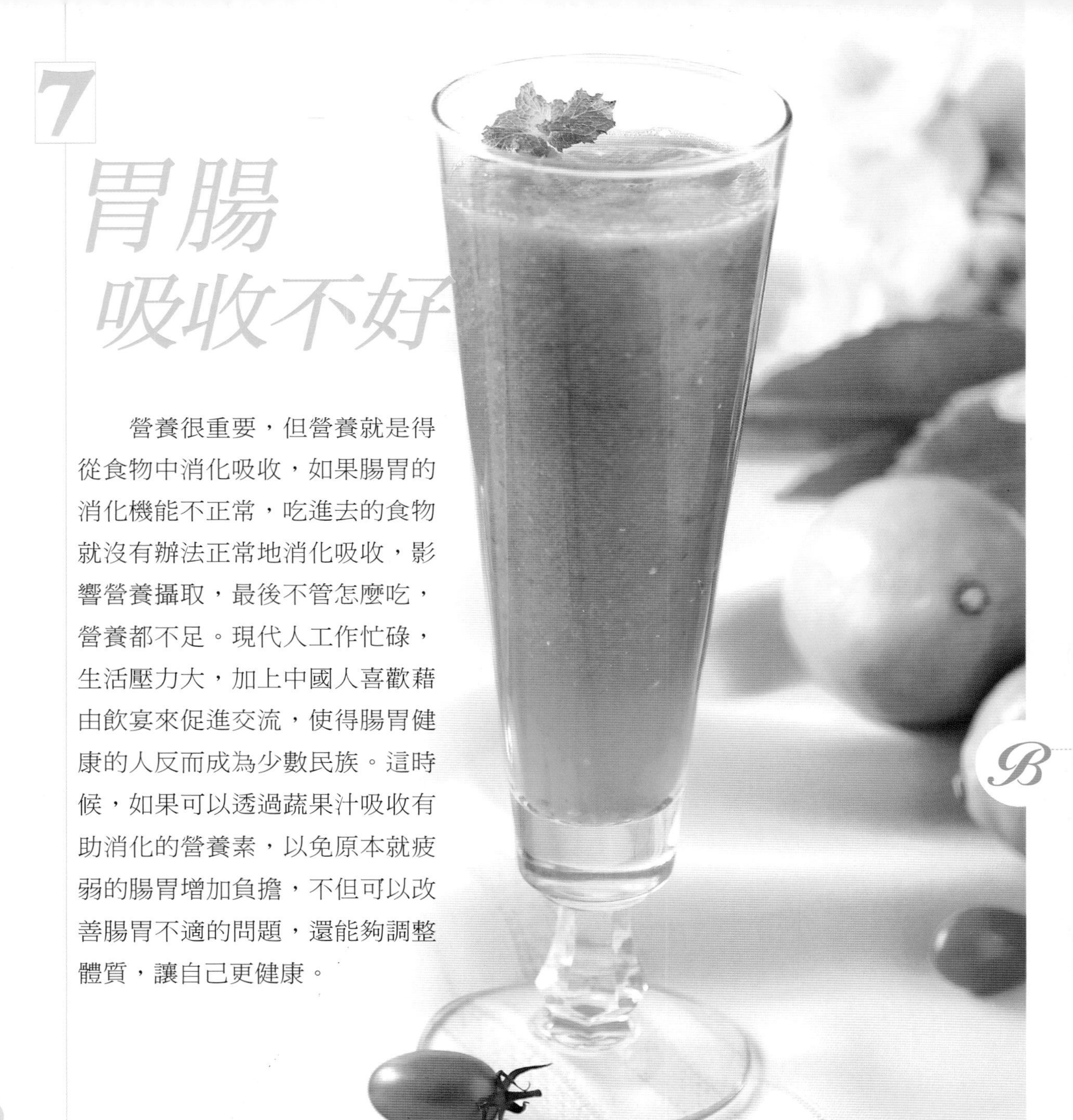

7 胃腸吸收不好

營養很重要，但營養就是得從食物中消化吸收，如果腸胃的消化機能不正常，吃進去的食物就沒有辦法正常地消化吸收，影響營養攝取，最後不管怎麼吃，營養都不足。現代人工作忙碌，生活壓力大，加上中國人喜歡藉由飲宴來促進交流，使得腸胃健康的人反而成為少數民族。這時候，如果可以透過蔬果汁吸收有助消化的營養素，以免原本就疲弱的腸胃增加負擔，不但可以改善腸胃不適的問題，還能夠調整體質，讓自己更健康。

去油化脹

A 木瓜優酪乳

熱量	蛋白質	維生素B_1	維生素B_2	維生素C
151仟卡	6.7公克	0.10毫克	0.40毫克	57毫克

材料

- 木瓜 100公克（約3兩）
- 鮮奶 120cc（1/2杯）
- 優酪乳 120cc（1/2杯）
- 檸檬汁 1小匙

做法

1. 木瓜削皮去籽，切成小塊。
2. 材料全部放入生機調理機中攪打2分鐘。

健康好情報

木瓜含有可以分解蛋白質的酵素，有助於我們腸胃的消化吸收，對於改善胃脹氣也有效果，能幫助消化，治胃疾、利水、解熱。

整腸

番茄蘋果汁

熱量	蛋白質	維生素B_1	維生素C
141仟卡	1.4公克	0.10克	37毫克

材料

- 番茄 150公克（約4兩）
- 蘋果 150公克（約4兩）
- 檸檬汁 1小匙
- 蜂蜜 1小匙
- 冷開水 1杯（約240cc）

做法

1. 蘋果帶皮去核，和番茄各切小塊。
2. 材料全部放入生機調理機中攪打2分鐘，再以檸檬汁、蜂蜜調味。

健康好情報

蘋果中含有豐富的食物纖維，可以幫助腸內乳酸菌等益菌的繁殖，具有整腸效果。此外，蘋果酸和奎寧酸對於因為宿醉造成的胃脹、胃悶都有緩和作用。

8

消除疲勞

從前，人們從事的都是笨重的體力勞動，產生的都是體力疲勞，因而對休息的要求很簡單，只要坐、臥和睡眠就夠了。現在，人們從事的工作相當複雜，產生的疲勞性質也不相同，因此，需要不同的休息方式。但在現實生活中，有許多人不會休息，種種不當的休息方式使他們難以從疲勞中解脫出來。熬夜加班等生活不規律，飲食生活也難免跟著大亂。除了要重新恢復生活步調，也要注意多喝些可以消除疲勞，讓自己更有元氣的蔬果汁。

*酪梨芝麻蜜
*綠花椰奶昔

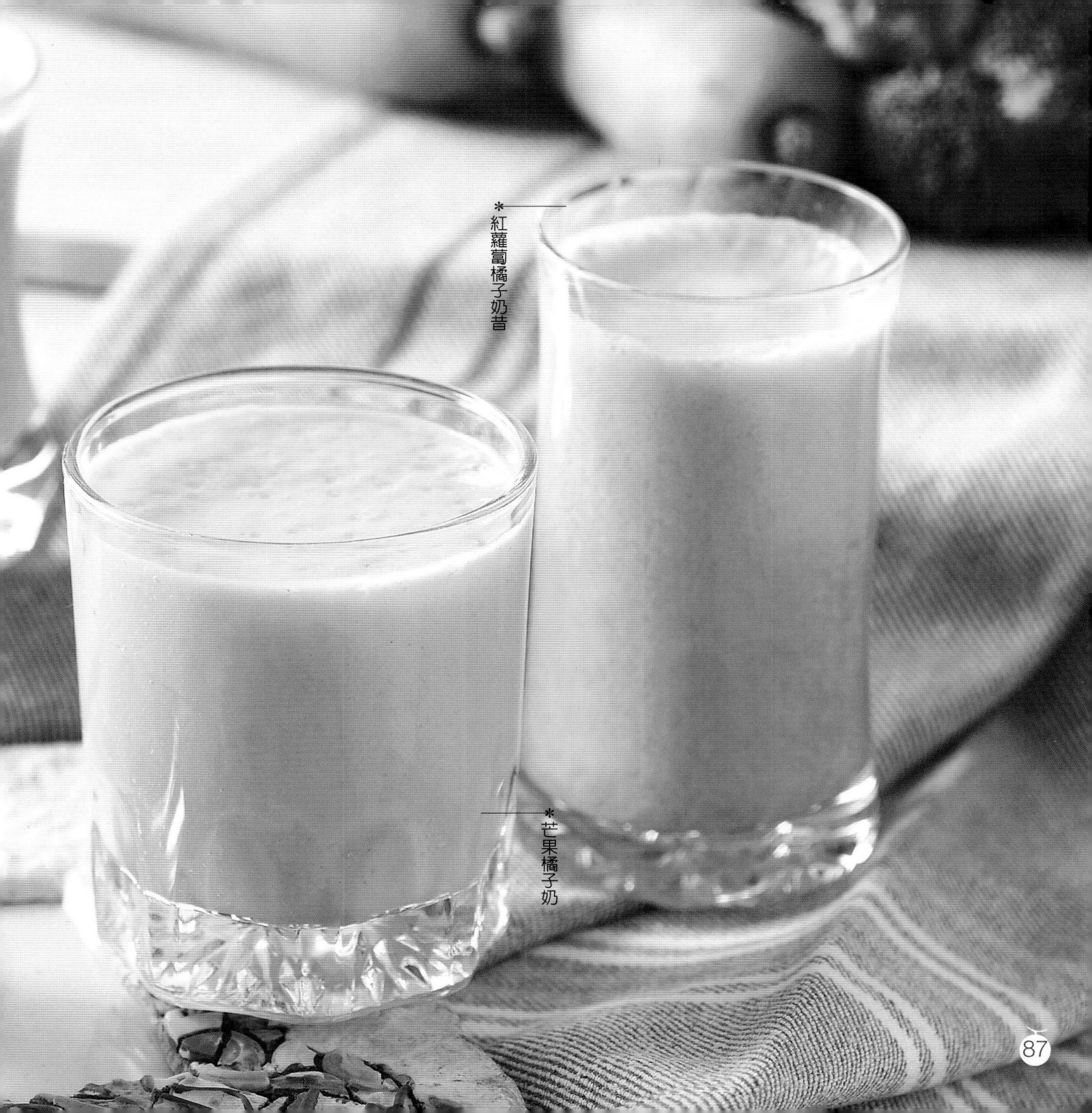

*紅蘿蔔橘子奶昔

*芒果橘子奶

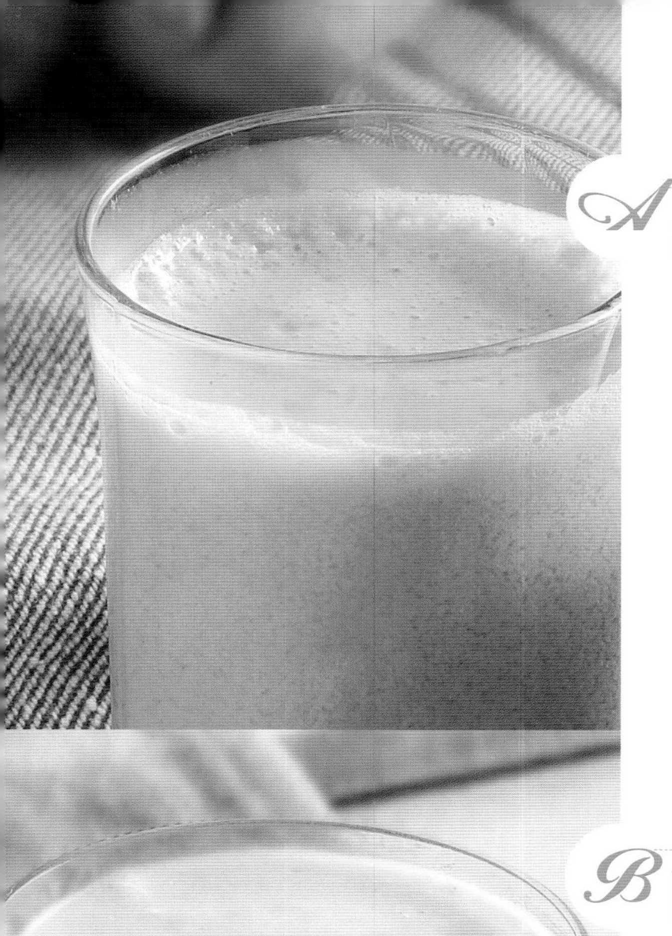

帶來活力

A 紅蘿蔔橘子奶昔

熱量 232仟卡
蛋白質 7.0公克
維生素A 6329單位
維生素B2 0.34克
鈣 227毫克

材料

紅蘿蔔 1根（約200公克）
鮮奶 1杯（約240cc）
橘子 1/2個
果寡糖 2大匙
檸檬汁 1大匙

做法

1. 紅蘿蔔、橘子削皮，各切小塊。
2. 材料全部放入生機調理機中攪打2分鐘。

健康好情報

紅蘿蔔富含活力元素——維生素A。此外還含有可分解維生素C的酵素，能安定人體神經系統、增強視力、抗病毒、抗腫瘤。

回復青春

B 酪梨芝麻蜜

熱量 334仟卡
蛋白質 8.9公克
維生素B1 0.24毫克
鈣 234毫克
鐵 3.8毫克

材料

酪梨 1/4個
芝麻醬 1大匙
橘子 1/2個
豆漿 150cc
蜂蜜 1大匙

做法

1. 酪梨削皮去籽，切成大丁。橘子用榨汁器具榨汁。
2. 材料全部放入生機調理機中攪打2分鐘。

健康好情報

酪梨含豐富的蛋白質、脂肪、維生素A、礦物質等適合體弱、肥胖、糖尿病患者食用。成熟果實含大量天然油脂、維生素E，屬不飽和脂肪酸，能美容養顏、降低膽固醇、防止動脈硬化和人體機能老化，為天然的美容健康食物。酪梨的蛋白質以及芝麻的鈣質，可以讓身體恢復元氣。

營養滿分

C 芒果橘子奶

熱量 183仟卡 | 蛋白質 5.7公克 | 維生素A 1069單位 | 維生素B_2 0.32克 | 維生素C 56毫克 | 鈣 182毫克

材料

芒果 100公克（約3兩）
橘子 1/2個
鮮奶 1杯（約240cc）

做法

1. 芒果、橘子剝皮，切成小塊。
2. 材料全部放入生機調理機中攪打2分鐘。

健康好情報

芒果的維生素A，以及橘子的維生素C含量，在水果中都是名列前茅，能止渴利尿、消除疲勞；兩者搭配，讓本果汁的營養價值更高。而芒果和牛奶是絕配。

防癌抗老

D 綠花椰奶昔

熱量 190仟卡 | 蛋白質 10.8公克 | 維生素A 573單位 | 維生素B_2 0.52毫克 | 維生素C 170毫克 | 鈣 211毫克 | 鐵 2.2毫克

材料

綠花椰菜 100公克（約3兩）
蘋果 100公克（約3兩）（1/2個）
檸檬汁 1/4個
鮮奶 4杯（1杯約240cc）
果寡糖 2大匙

做法

1. 花椰菜切塊。蘋果帶皮去心，各切成小塊。
2. 上述材料全部放入生機調理機中攪打2分鐘。

健康好情報

綠花椰菜的維生素C是檸檬的兩倍，維生素B_2、礦物質、植物纖維含量豐富，是屬十字花科蔬菜，有防癌功效，是恢復疲勞的最佳飲料。

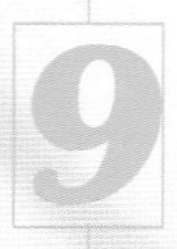

紓解壓力

適當的壓力對人體有利，有助於人體發揮潛能；但過大的壓力則會使人精神緊張、內分泌失調、心跳加速等等，以致於影響身體健康與生活品質，進而產生很多身心症。要適度的消除精神性疲勞、提高抗壓力，維生素和礦物質是不可或缺的營養素。就讓新鮮的蔬果汁讓您的精神煥然一新。

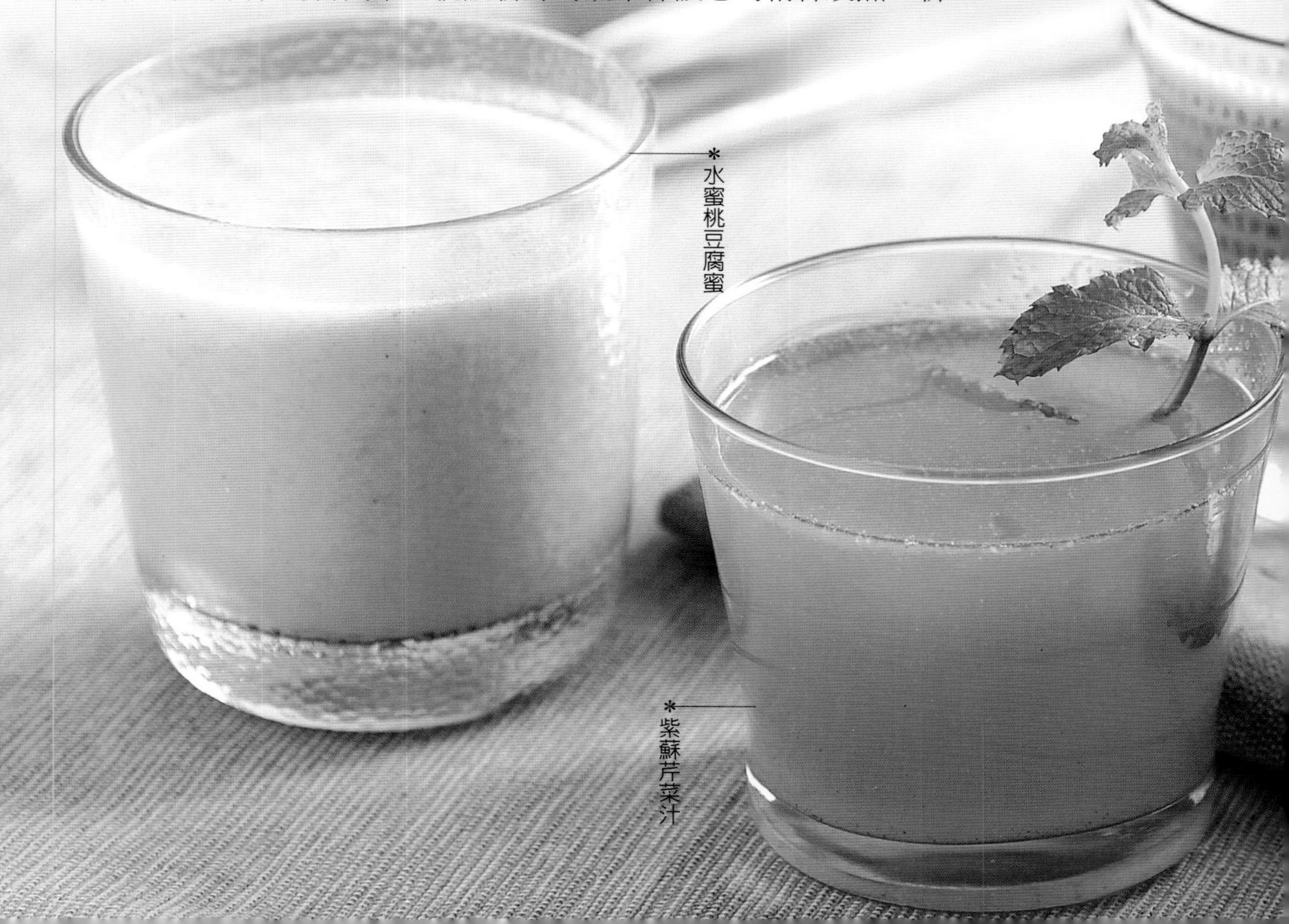

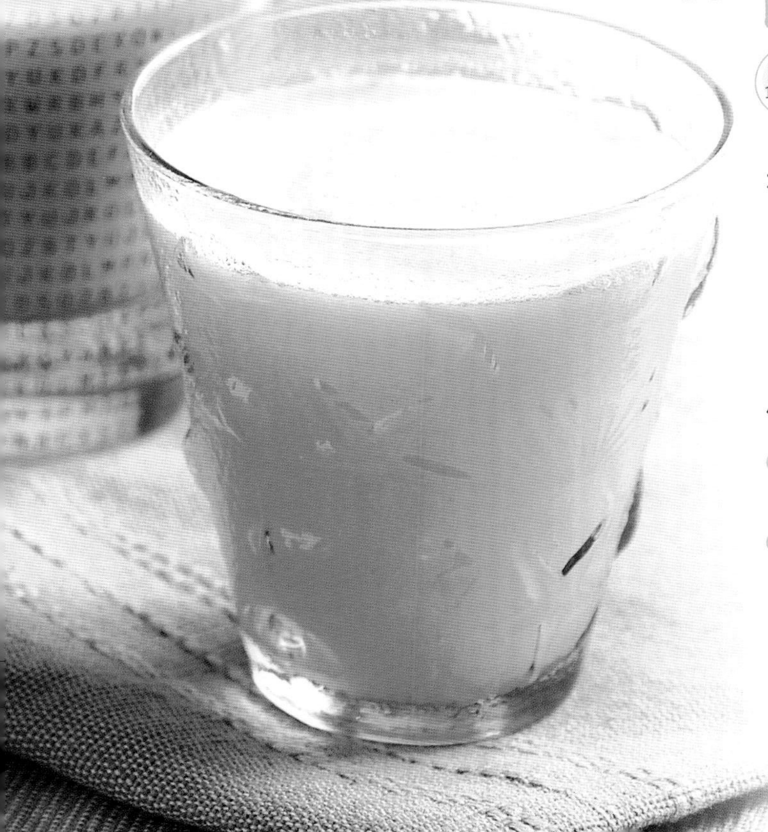

*木瓜蜜棗汁

抗壓

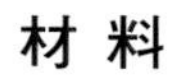

A 高麗菜鳳梨汁

 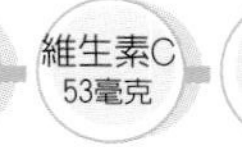 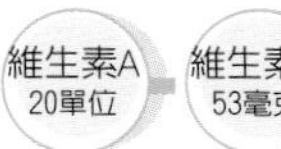  

熱量	維生素A	維生素C	鈉	鉀	鈣
161仟卡	20單位	53毫克	22毫克	340毫克	93毫克

材料

鳳梨	1/4個	果糖	1大匙
高麗菜（約3兩）	100公克	冷開水（約240cc）	1杯
蘋果	1/2個		

做法

1. 將鳳梨去皮、蘋果帶皮去核各切成小塊，高麗菜切成小片。
2. 將上述材料全部放入生機調理機中攪打2分鐘。

健康好情報

鳳梨、高麗菜、蘋果含豐富維生素C，尤其鳳梨酵素含量是水果之冠，能美容養顏、美白、抗老化、抑制黑色素形成，含抗自由基，對抗精神壓力。

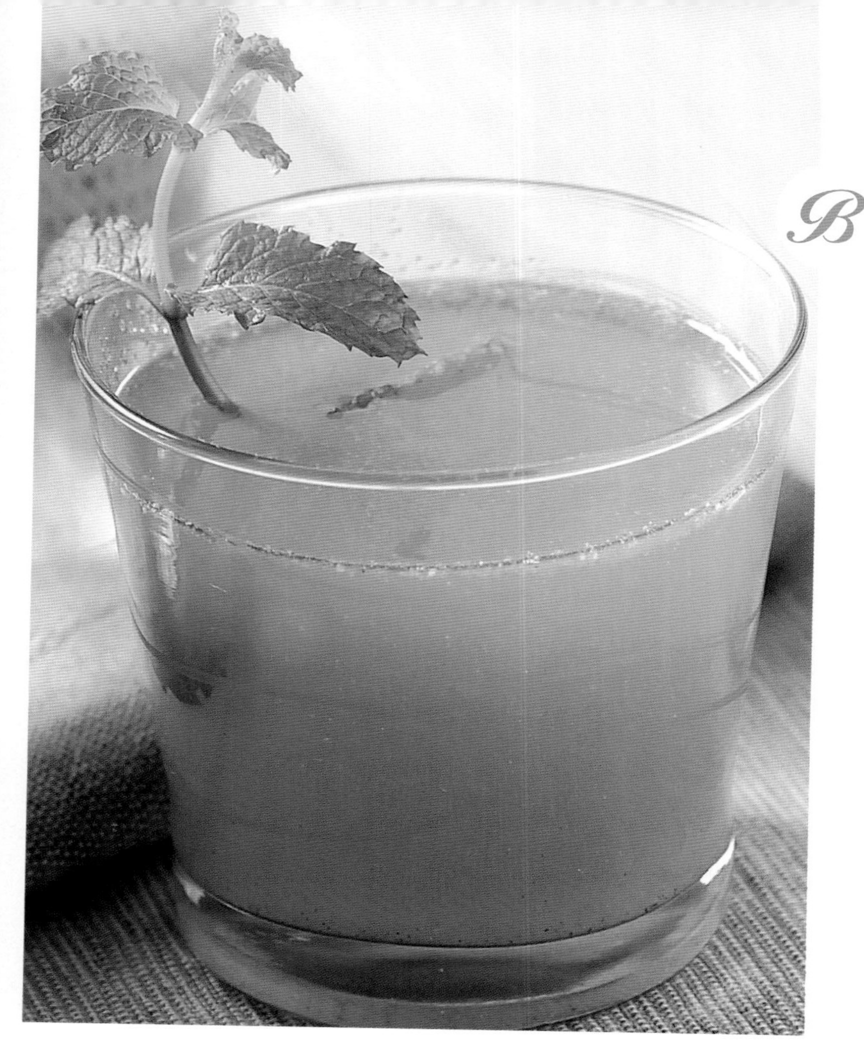

鎮靜精神

B 紫蘇芹菜汁

熱量 140仟卡 | 維生素A 330單位 | 維生素C 70毫克 | 鈣 79毫克

材料

綠紫蘇	10片
高麗菜（約3兩）	100公克
芹菜（約1.3兩）(2支)	50公克
蘋果（約200公克）	1個
檸檬汁	1大匙
果寡糖	2大匙
冷開水（約240cc）	1杯

做法

1. 高麗菜、芹菜各切成小塊。蘋果帶皮去核、切塊。
2. 材料全部放入生機調理機中攪打2分鐘。

健康好情報

綠紫蘇裡的鈣質、維生素C含量都很豐富。芹菜具有精神鎮靜效果。

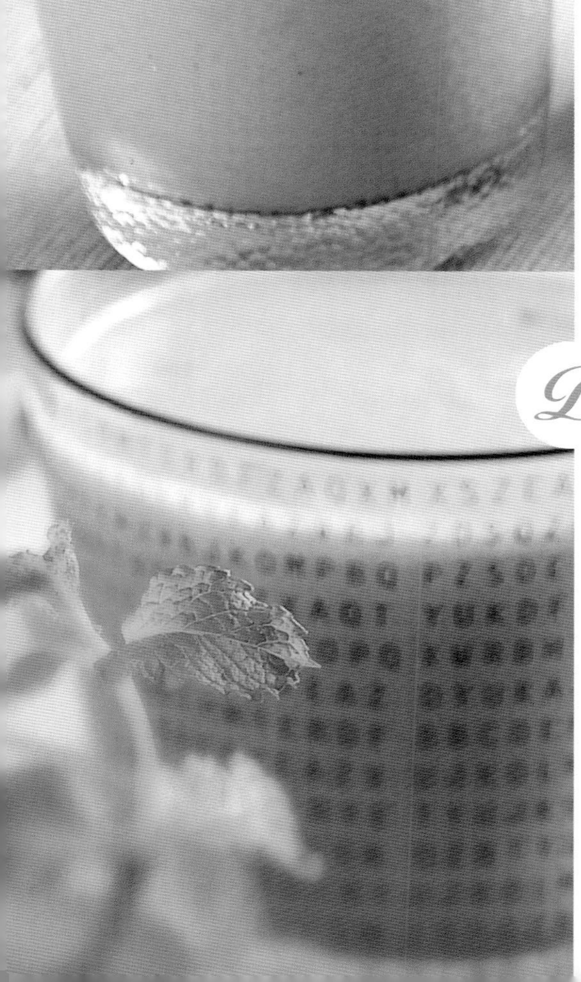

解 壓

C 水蜜桃豆腐蜜

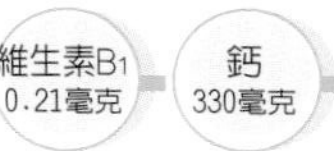
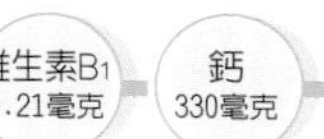

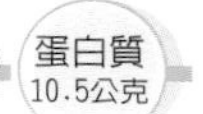

熱量 307仟卡 | 蛋白質 10.5公克 | 維生素B_1 0.21毫克 | 鈣 330毫克

材 料

水蜜桃 1個
嫩豆腐 100公克（約3兩）
芝麻醬 1大匙
蜂蜜 1大匙
豆漿 1杯（約240cc）

健康好情報

芝麻能降低膽固醇、降血糖、抗衰老、抗癌、美髮養顏。一旦承受壓力，會加速蛋白質的消耗，不妨透過豆腐和牛奶等的調味蔬果汁來補充。

做 法

1. 水蜜桃去籽，切大丁。嫩豆腐切小塊。
2. 材料全部放入生機調理機中攪打2分鐘。

解熱安神

D 木瓜蜜棗汁

熱量 213仟卡 | 蛋白質 6.0公克 | 維生素A 367單位 | 維生素B_1 0.10毫克 | 維生素B_2 0.31毫 | 鈣 194毫克 | 維生素C 55毫克

材 料

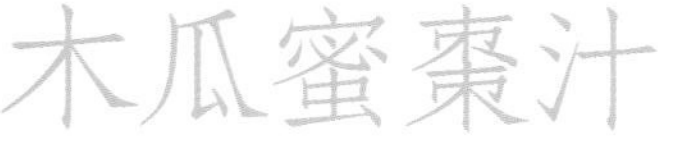

木瓜 1公克（約3兩）（1/4片）
鮮奶 1杯（約240cc）
蜜棗（乾） 30公克（3顆）

做 法

1. 木瓜削皮去籽，切大丁。蜜棗用溫水泡軟，去籽切小塊。
2. 材料全部放入生機調理機中攪打2分鐘。

健康好情報

維生素群也會因為壓力而快速消耗，應該多多補充。牛奶鈣質含量豐富，搭配富含維生素B_1、B_2的蜜棗，木瓜含有可分解蛋白質的酵素，是最搭配的一道飲品。

10

眼睛痠澀

長期接觸電腦的上班族，常常會有眼睛痠澀、疲勞的問題，擔心眼睛受損。事實上，電腦終端機的輻射線很低，截至目前為止，亦無醫學證明長期使用電腦終端機會對眼睛有絕對性的傷害(如白內障或視網膜病變)，但使用者仍應注意視力的保健。

因為臨床上常見到的症狀，包括眼睛緊繃、痠澀、流淚、視力模糊、對焦困難、頭痛……等，主要仍與長時間使用電腦及電腦擺置不當有關。改善之道，應先給眼科醫師檢查，排除其他眼疾(如屈光不正、青光眼、結膜炎……等)，再對電腦的使用及擺置作適當調整。

如果能在配合上以下幾道蔬果汁，更有助於您告別眼睛痠澀、不適等問題。

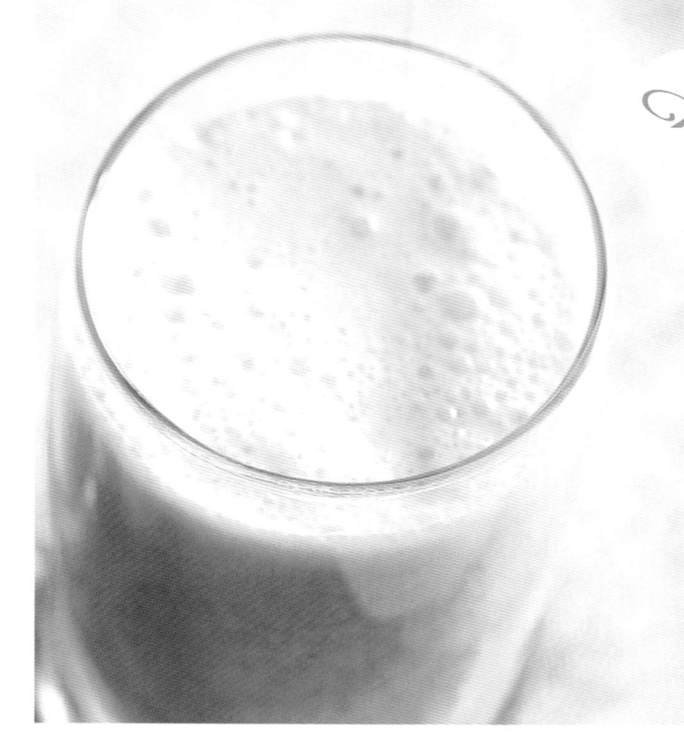

明目

A 紅蘿蔔豆漿

熱量 207仟卡
蛋白質 5.1公克
維生素A 4105單位
維生素C 39毫克

材料

紅蘿蔔（約3兩）	100公克	橘子	1/2個
蘋果（約3兩）	100公克	豆漿（約240cc）	1杯
		果寡糖	2小匙

做法

1. 紅蘿蔔削皮，蘋果帶皮去核，橘子剝皮去籽，各切成小塊，並放入榨汁機榨汁。
2. 將所有材料放入生機調理機中攪打2分鐘。

健康好情報

維生素A有益眼睛保健。而富含維生素A的紅蘿蔔，可以有效改善眼睛疲勞，增強視力、安定人體神經系統。

護眼

芒果哈蜜瓜汁

熱量 214仟卡
維生素A 1256單位
維生素B_2 0.25毫克
維生素C 60毫克

材料

芒果（約3兩）	100公克	鮮奶（約240cc）	1杯
哈蜜瓜（約3兩）	100公克	果寡糖	2小匙

做法

1. 芒果削皮去核，哈蜜瓜削皮去籽，切成大丁。
2. 材料全部放入生機調理機中攪打2分鐘。

健康好情報

芒果和哈蜜瓜的維生素C含量，在水果中也是名列前茅。除了眼睛疲勞，本蔬果汁也能有效恢復身體疲勞。

成長與美麗的蔬果汁

GOOd for you

JUICE

◎ 對症蔬果汁功用參考表

1 轉骨

- 酪梨香蕉奶昔／提供優質蛋白質
- 香蕉芝麻蛋蜜汁／長骨造血
- 南瓜香蕉奶昔／營養強化
- 水蜜桃香蕉優酪乳／活血補氣

2 生理期

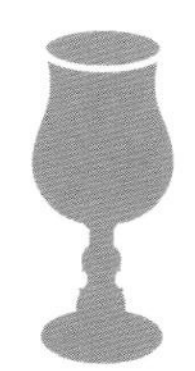

- 蘋果胡蘿蔔豆蔻汁／養身補血
- 奇異果葡萄枸杞汁／補血明目

3 豐胸

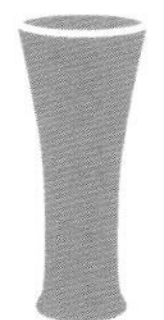

- 木瓜優酪乳／豐胸
- 李子蛋蜜汁／促進乳房發育

4 美白肌膚

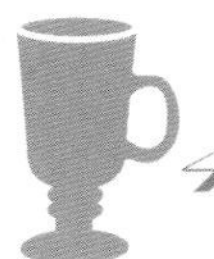

- 草莓葡萄柚汁／美白肌膚
- 橘子芒果優酪乳／皮膚水平衡
- 紅色蔬果汁／唇紅膚白
- 綠花椰奇異果汁／皮膚光澤

5 塑身

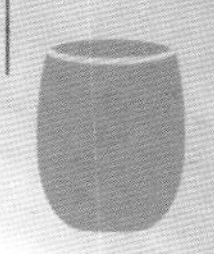

- 冬瓜蘋果汁／去脂減肥
- 蘿蔓小白菜綜合果汁／瘦身窈窕
- 小黃瓜蘋果汁／清理腸道
- 番茄芹菜檸檬汁／塑身抗老化

6 更年期障礙

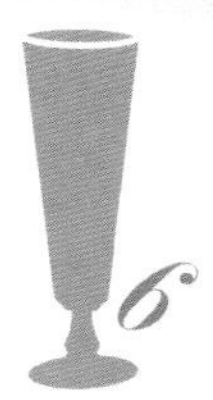

- 雙芹菠菜蔬果汁／安神鎮痛
- 木瓜小麥胚芽汁／緩解不適

7 抗老化

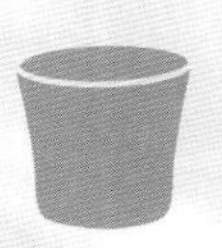

- 蘿蔓西芹綜合蔬果汁／養顏抗老
- 奇異果水蜜桃優酪乳／美容整腸
- 芝麻香蕉牛奶／回復青春
- 酪梨橘子優酪乳／抗老化

Now you can enjoy in your own home

1 轉骨

「轉骨」是指當兒童進入青春期時，為成為成人的一段生理及心理上的變化時期，因此是人體各器官成長發育的第二個高峰期，其生長速度僅次於嬰兒期。所謂「青春期」是年齡從10~12歲開始，一直到16~17歲。一般而言，女生會比男生早發育，實際上每個青少年的成長發育期也不盡相同，有些較早熟，有些則發育得較晚。

以現代營養學的觀點，青春期的發育需要熱量、蛋白質及鈣質的大量補充。因為此時活動量大，足夠的熱量攝取，方可應付成長所需，對於偏食習慣的孩子，應予以矯正飲食觀念，並補充及平衡孩子成長所需的熱量及營養素。

所以使用富含高單位蛋白質與鈣的鮮奶，搭配香甜的蔬果，讓孩子順利的「轉大人」。

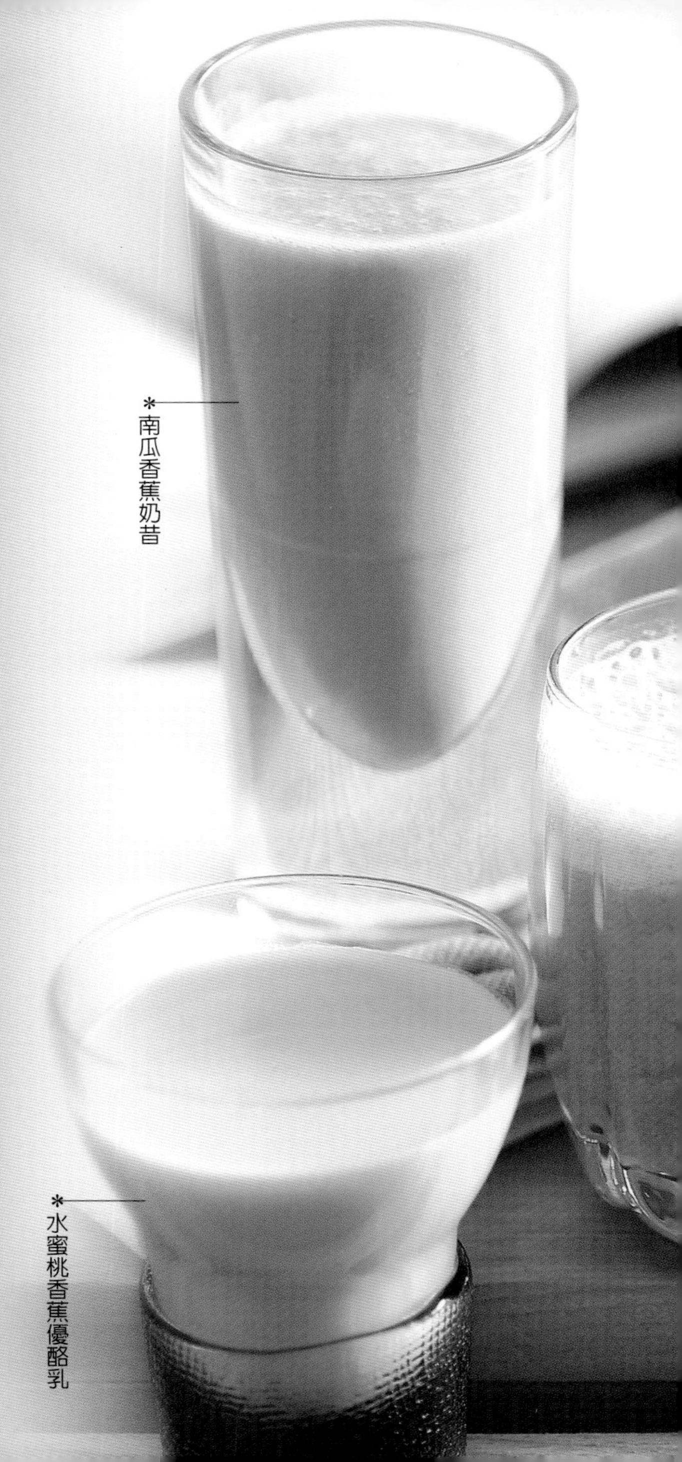

*南瓜香蕉奶昔

*水蜜桃香蕉優酪乳

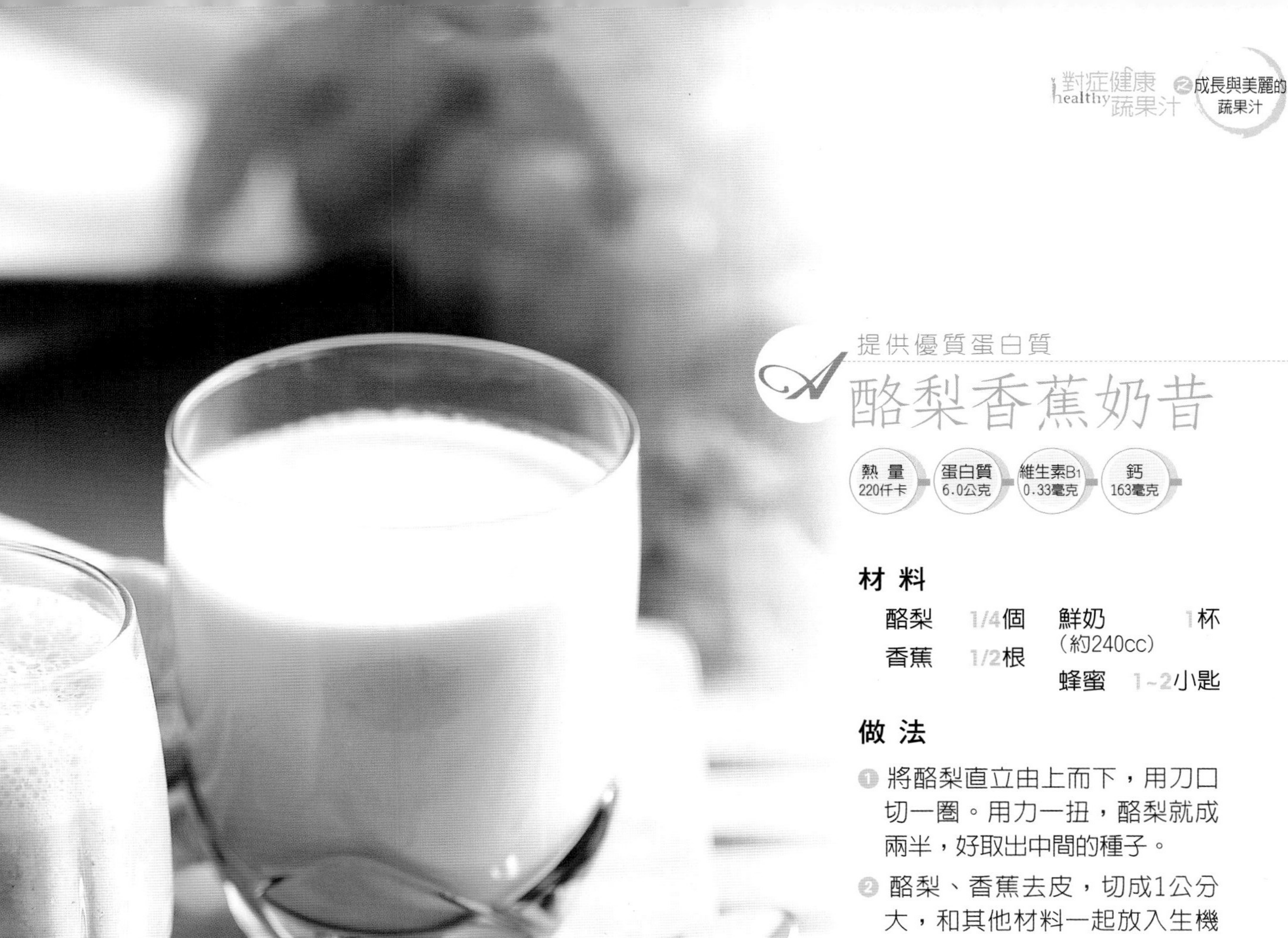

*香蕉芝麻蛋蜜汁

提供優質蛋白質

A 酪梨香蕉奶昔

熱量 220仟卡 | 蛋白質 6.0公克 | 維生素B_1 0.33毫克 | 鈣 163毫克

材料

酪梨 1/4個
香蕉 1/2根
鮮奶 1杯（約240cc）
蜂蜜 1~2小匙

做法

1. 將酪梨直立由上而下，用刀口切一圈。用力一扭，酪梨就成兩半，好取出中間的種子。
2. 酪梨、香蕉去皮，切成1公分大，和其他材料一起放入生機調理機中攪打2分鐘。

健康好情報

酪梨是碳水化合物的水果，含豐富蛋白質、脂肪、維生素A、礦物質等等，適合體質瘦弱者食用。成熟果實含大量天然油脂、維生素E，能美容養顏、降低膽固醇，防止人體機能老化，為天然的美容健康食物。酪梨含的優質蛋白質，是成長中的孩子不可或缺的營養素。

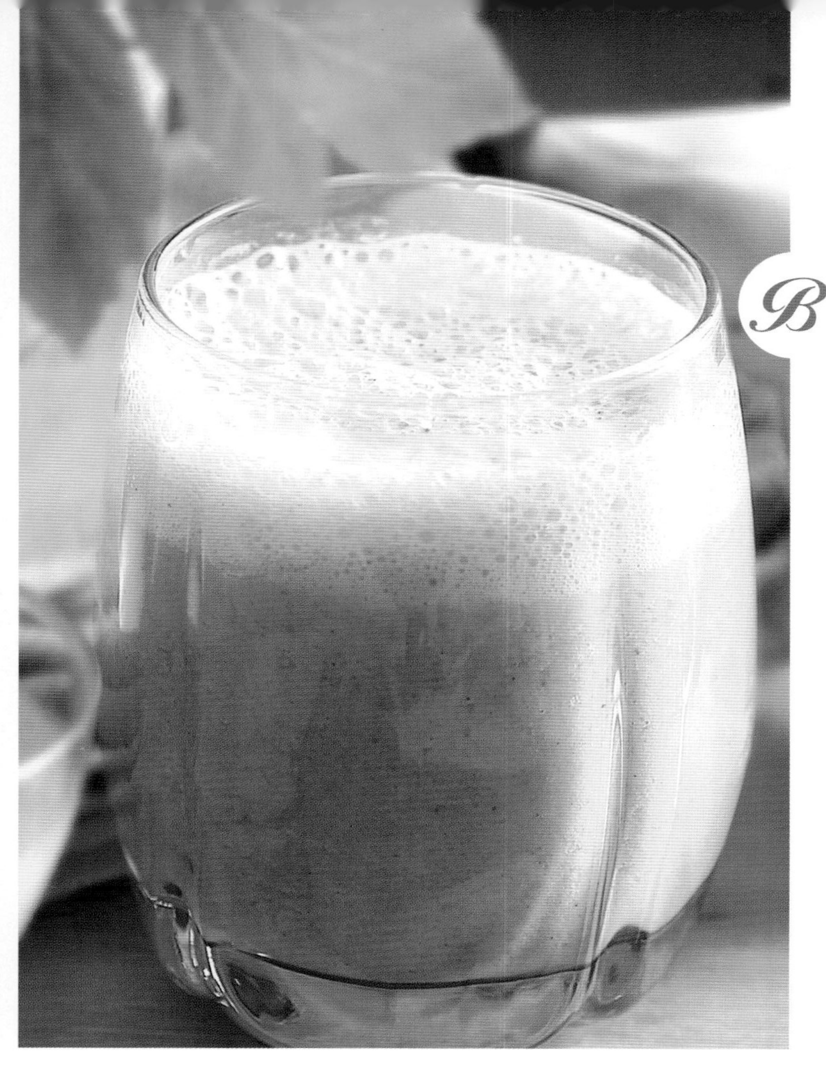

長骨造血

B 香蕉芝麻蛋蜜汁

熱量	蛋白質	維生素B_2	鈣	鐵
315仟卡	12.4公克	0.38毫克	271毫克	2.6毫克

材料

黃豆粉	1大匙
香蕉	1/2根
芝麻醬	1小匙
蛋黃	1個
鮮奶（約240cc）	1杯
蜂蜜	2小匙

做法

❶ 香蕉去皮，切成大丁。

❷ 材料全部放入生機調理機中攪打2分鐘。

健康好情報

蛋白質有助於造血和肌肉成長，維生素B_2可以促進成長，增強皮膚抵抗力，抗衰老則需要維生素E，另外牛奶可以強化骨骼的鈣質，讓孩子頭好壯壯。

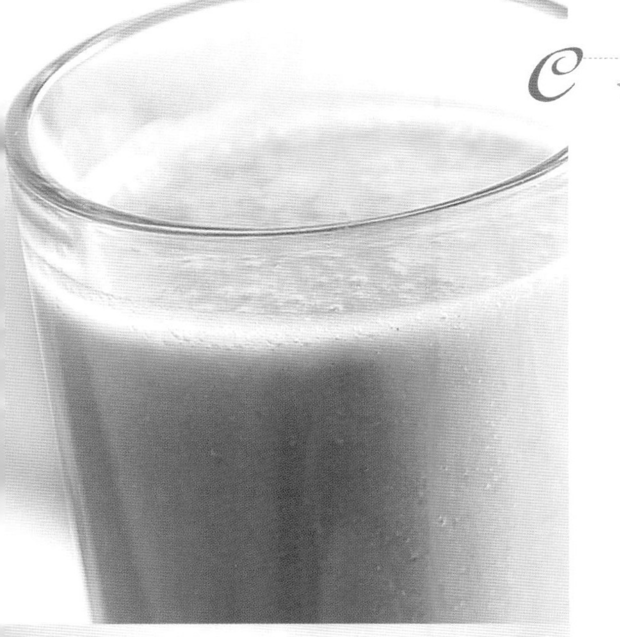

營養強化

C 南瓜香蕉奶昔

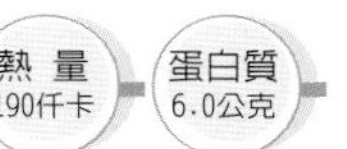
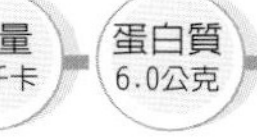

材料

南瓜 50公克（約1.3兩）　鮮奶 1杯（約240cc）
香蕉 1/2根　蜂蜜 1~2小匙

做法

1. 南瓜削皮去籽切塊，蒸熟。香蕉也切成小塊。
2. 材料全部放入生機調理機中攪打2分鐘。

健康好情報

南瓜再添加鈣質豐富的牛奶可以強化營養。而且喝了有飽足感，適合成長中的孩子骨骼發育。

活血補氣

D 水蜜桃香蕉優酪乳

材料

水蜜桃（小） 1個　檸檬汁 1小匙
香蕉 1/4根　蜂蜜 2小匙
優酪乳 1杯（約240cc）

做法

1. 水蜜桃去皮去種子、香蕉剝皮，各切成大丁。
2. 材料全部放入生機調理機中攪打2分鐘。

健康好情報

水蜜桃有活血、補氣、生津、消積、潤腸通便之效。香蕉幫助消化，排除熱毒、安定神經功效。選用孩子們普遍喜歡的水果，再添加富含益菌的優酪乳，酸酸甜甜的很受小朋友歡迎。

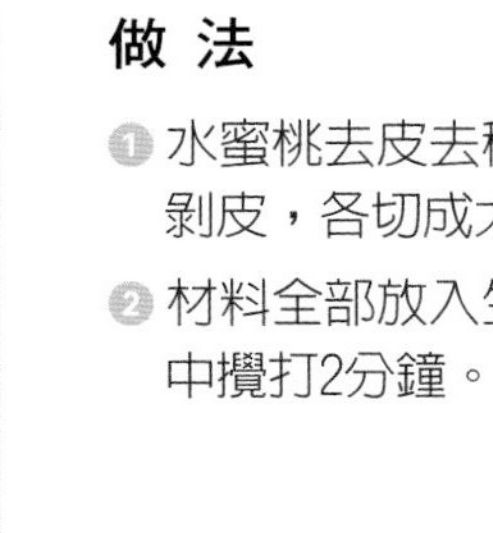

2 生理期

　　女性的「好朋友」——生理期，其實給了女性很好的養身調息的時機，只不過在現代女性生活繁忙下，輕易的就疏忽了這位「好朋友」的重要性。所以常伴隨一些生理期的不適。

　　所以，適時的滋補養身一番，讓女性同胞的身體，從裡到外，都能煥然一新，想要養顏美容、頭好壯壯，生理期的調養，比起任何的藥方、保養品都還有效。

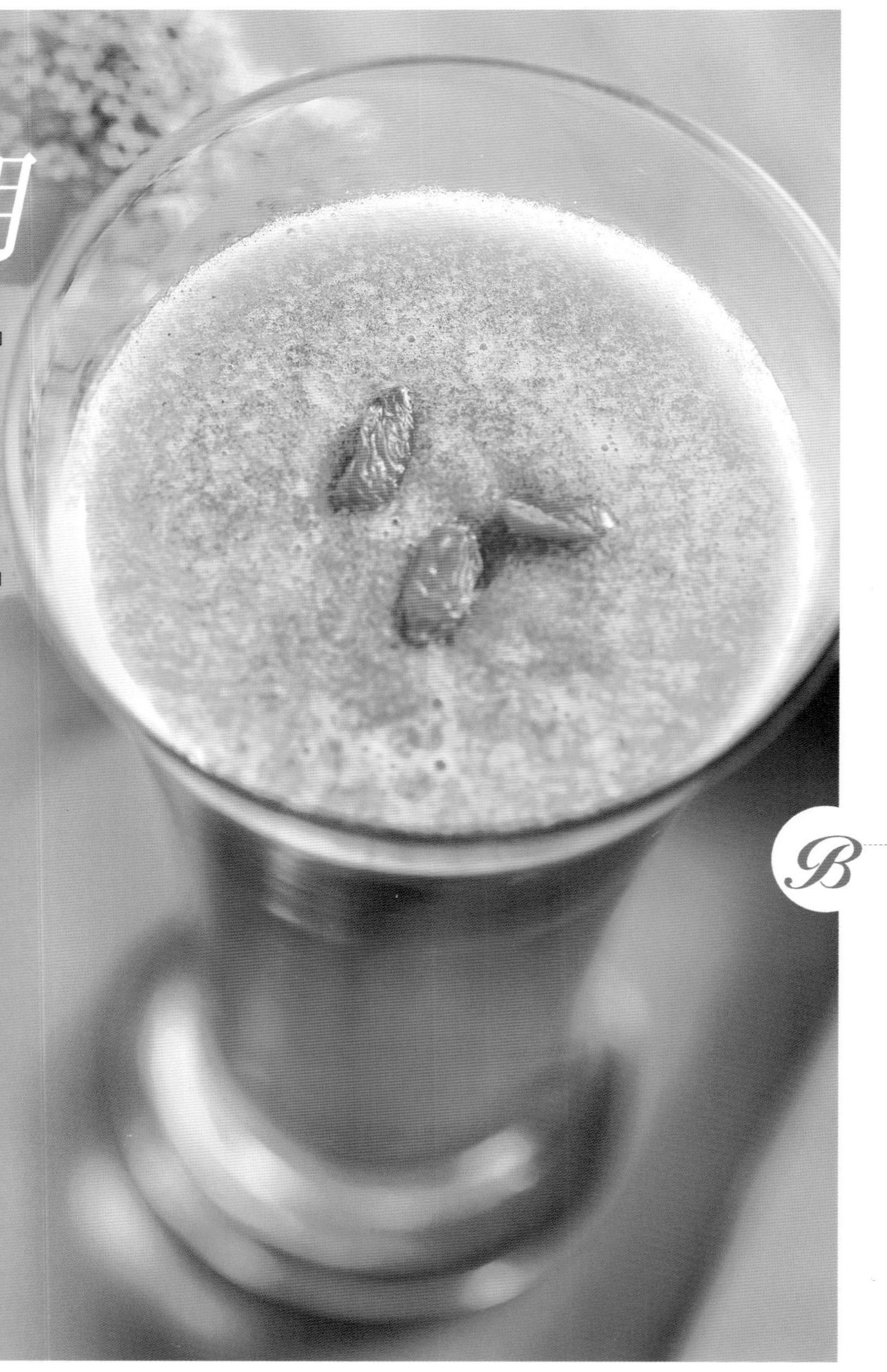

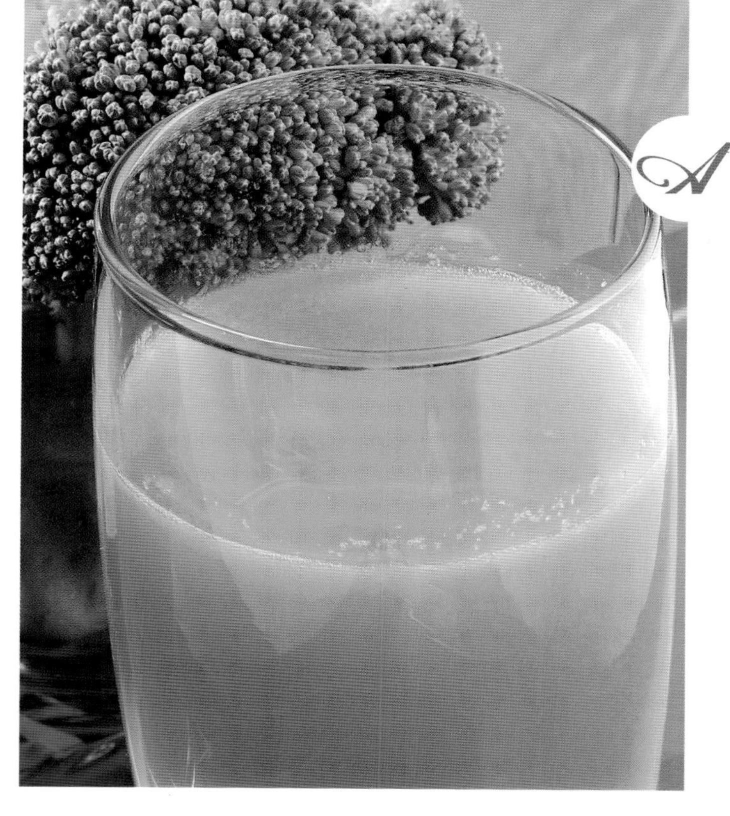

養身補血

A 蘋果胡蘿蔔豆蔻汁

熱量 108仟卡 | 維生素A 19970單位 | 維生素C 13毫克 | 鈉 165.5毫克 | 鉀 315毫克 | 鈣 72.5毫克

材料

蘋果	1粒	黑糖蜜	1大匙
胡蘿蔔	1條	冷開水（約240cc）	1杯
豆蔻粉	1小匙		

做法

1. 蘋果洗淨去籽切塊，胡蘿蔔去皮洗淨切大丁。
2. 所有材料混合放入生機調理機中攪打2分鐘。

健康好情報

胡蘿蔔、蘋果、豆蔻合用打汁，是常手腳冰冷、拉肚子(屬虛寒體質)的初潮期女生很好的飲品。

補血明目

奇異果葡萄枸杞汁

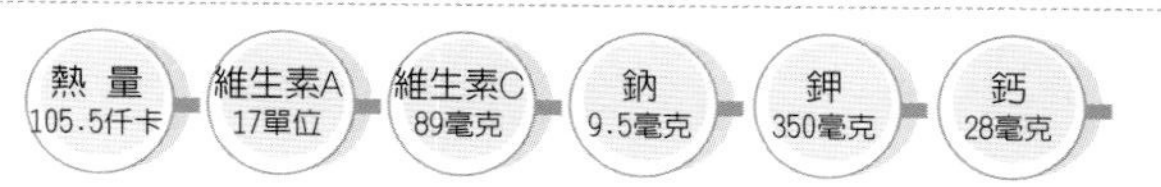

材料

奇異果	1/2粒
葡萄	6粒
冷開水（約240cc）	1杯
枸杞	1大匙
蜂蜜	1大匙

做法

1. 奇異果去皮、洗淨切大丁。
2. 葡萄洗淨，浸泡鹽水5~10分鐘。
3. 枸杞浸泡熱水5分鐘。
4. 將所有材料一起入生機調理機濾網中，先以瞬動攪拌2~3次，再切換至轉速2或3檔，攪打2分鐘。

健康好情報

枸杞歸肝、腎經，滋陰補血、益精明目，是出潮期男女均可常食用之物。奇異果的纖維含量豐富。葡萄補氣血、強壯筋骨，是寒冷體質也可常吃的水果。

3 豐胸

擁有傲人的雙峰，是所有女性的夢想，要如何「充實」自己呢？

配合高原期（即安全期，月經來的前七天及後八天）使用，吸收快，效果佳。居家飲食自行搭配調理，多補充彈力素及膠原蛋白。

木瓜是目前發現對豐胸最有「療效」的食材，再加上提供蛋白質與鈣質的乳製品，更是使胸前「偉大」的優質飲品。

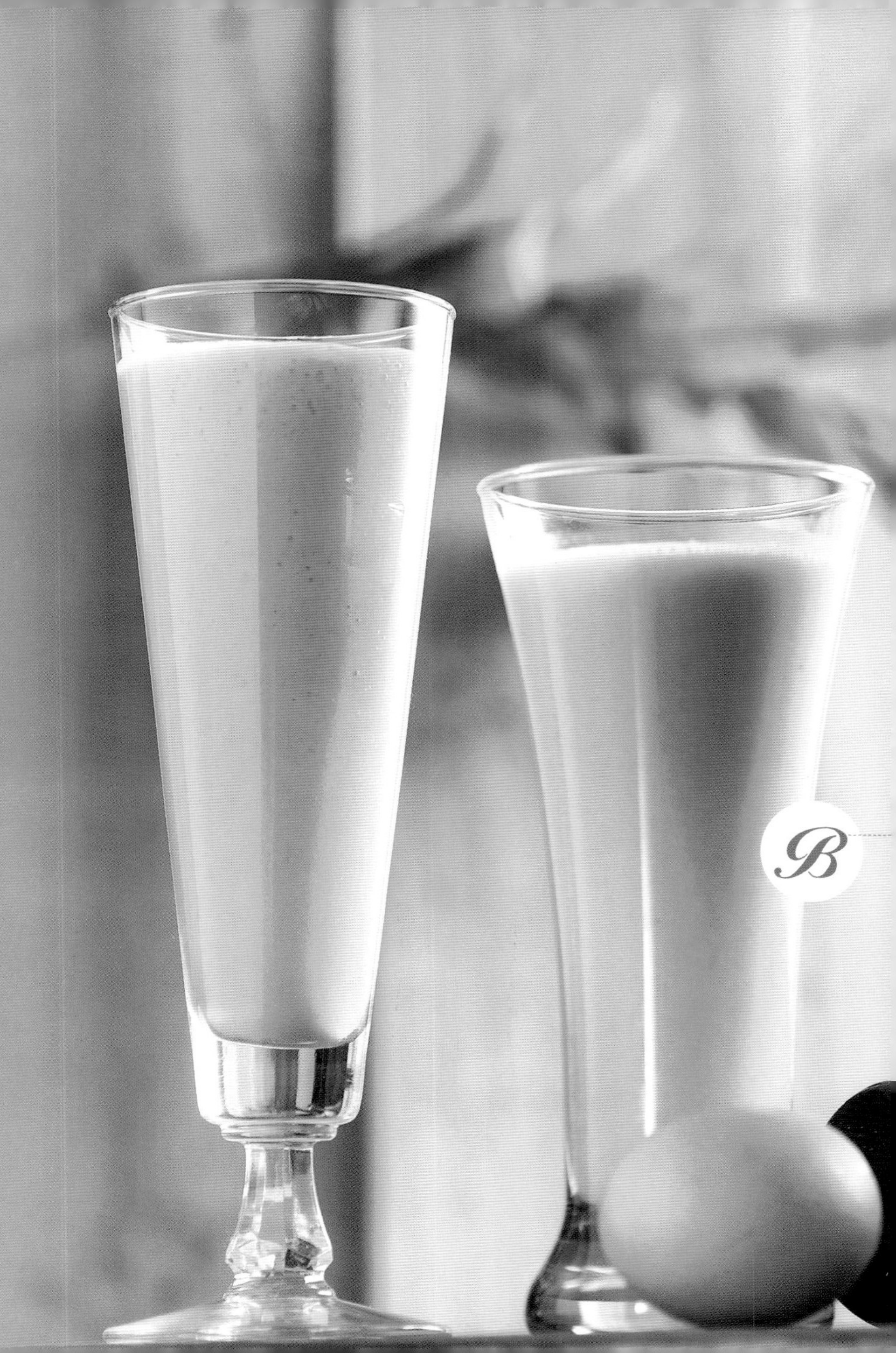

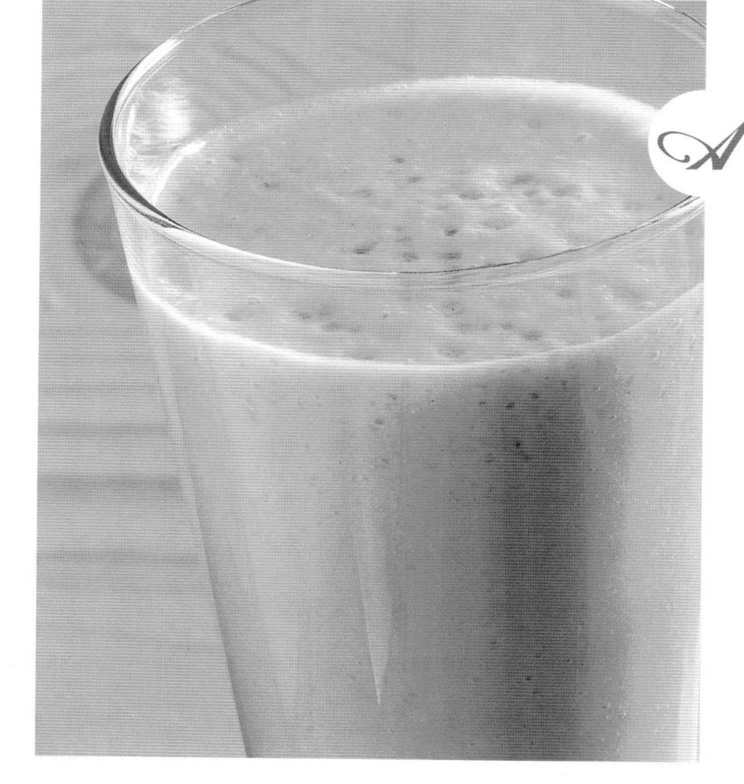

豐胸

A 木瓜優酪乳

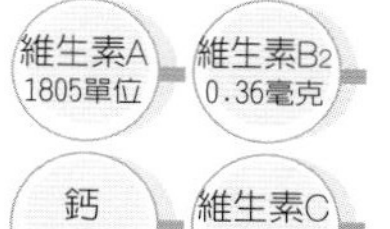
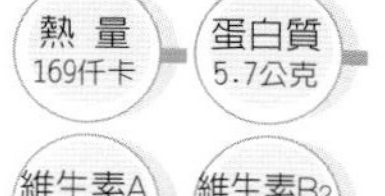

熱量	蛋白質	維生素A	維生素B_2	鈣	維生素C
169仟卡	5.7公克	1805單位	0.36毫克	191毫克	9毫克

材料

木瓜	1/2個
優酪乳（200cc）	3/4杯
鮮奶	50cc
檸檬汁	1大匙

做法

1. 木瓜削皮去籽，切成大丁。
2. 材料全部放入生機調理機中攪打2分鐘。

健康好情報

木瓜除了維生素C之外，也含有豐富的β-胡蘿蔔素，加入蛋白質、鈣質含量豐富的優酪乳和牛奶，對乳房的發育有助益。

促進乳房發育

李子蛋蜜汁

材料

李子（約60公克）	2個
蛋黃	1個
鮮奶（約240cc）	1杯
蜂蜜	1大匙

做法

1. 李子洗淨，去籽，切大丁。
2. 材料全部放入生機調理機中攪打2分鐘。

健康好情報

李子可去渴、消水腫，利尿，含豐富蘋果酸、檸檬酸、蘇胺酸等。蛋黃含豐富的蛋白質、維生素A、B_1、B_2、鐵和鈣質。

熱量	維生素A	維生素C	鈉	鉀
202仟卡	119單位	1.8毫克	134.4毫克	463.3毫克

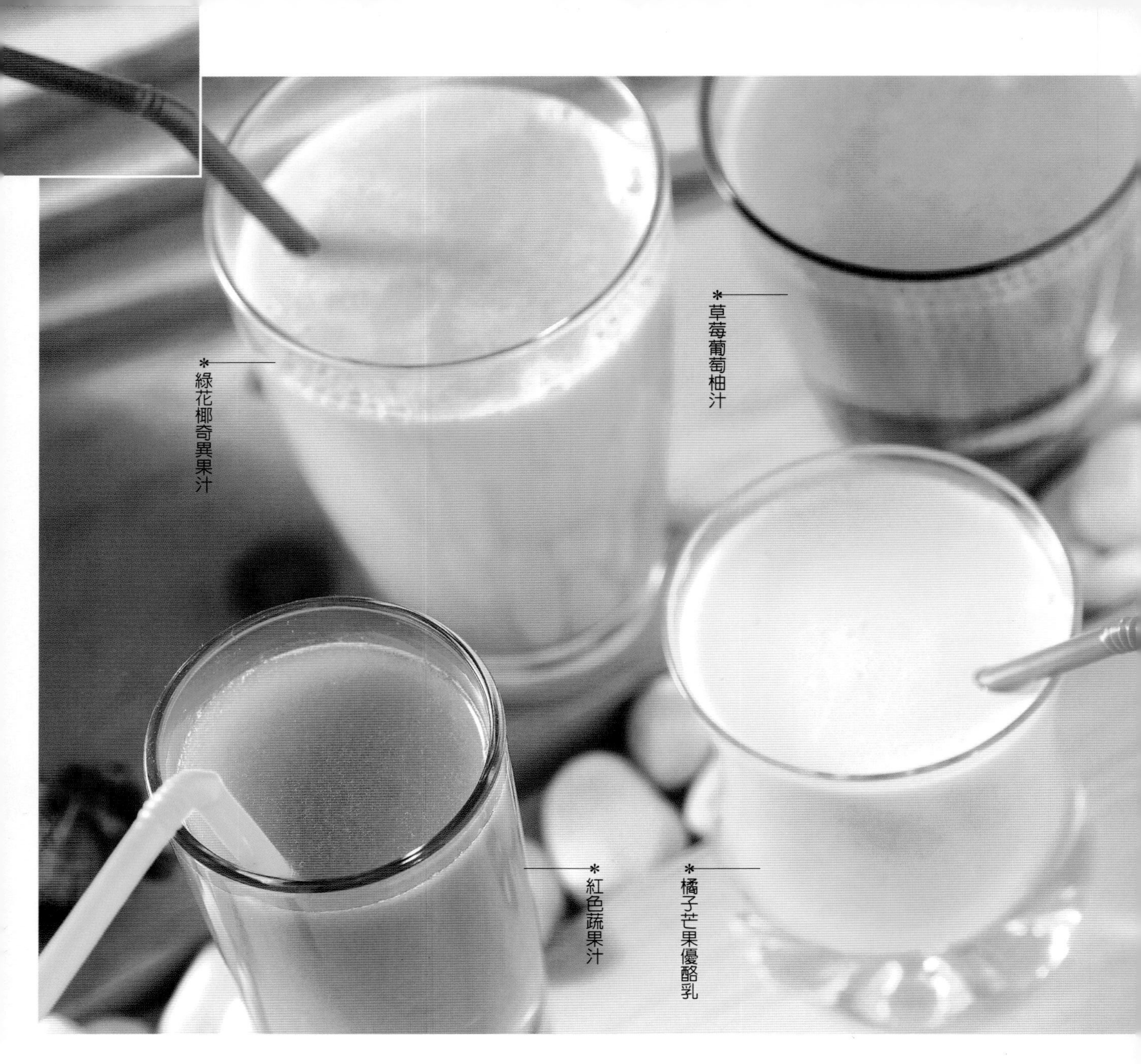
*草莓葡萄柚汁
*綠花椰奇異果汁
*紅色蔬果汁
*橘子芒果優酪乳

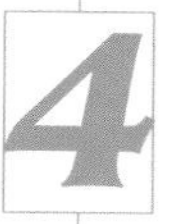

美白肌膚

「一白遮三醜」，所有愛美的女性同胞，都希望擁有健康美麗的肌膚，關鍵在於蛋白質和維生素的攝取，同時還要能維持正常的睡眠，維持規律的生活，而適度的補充水分，補充維生素C都是美白肌膚的不二法門。

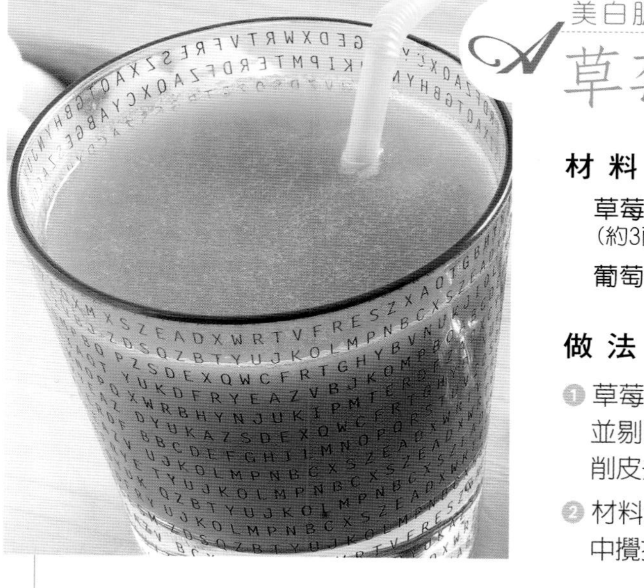

美白肌膚

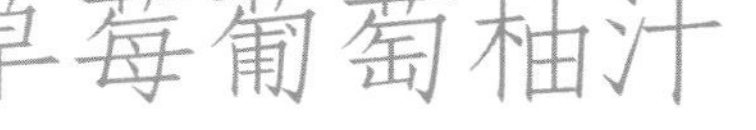

A 草莓葡萄柚汁

熱 量
114仟卡
蛋白質
2.3公克

維生素A
38單位

維生素C
171毫克

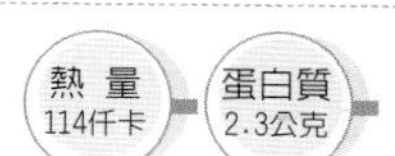

材 料

草莓 100公克（約3兩，8顆）
木瓜 80公克（約2~2.5兩，1/6個）
葡萄柚 1/2個
檸檬汁 1大匙

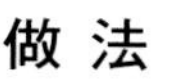

做 法

1. 草莓去蒂頭，葡萄柚剝皮並剔除裡面的薄膜，木瓜削皮去籽，各切成大丁。
2. 材料全部放入生機調理機中攪打2分鐘。

健康好情報

美肌營養素——維生素C滿滿一杯。美容養顏，增強免疫力，健全細胞組織，預防感冒，清熱、潤肺、利尿。

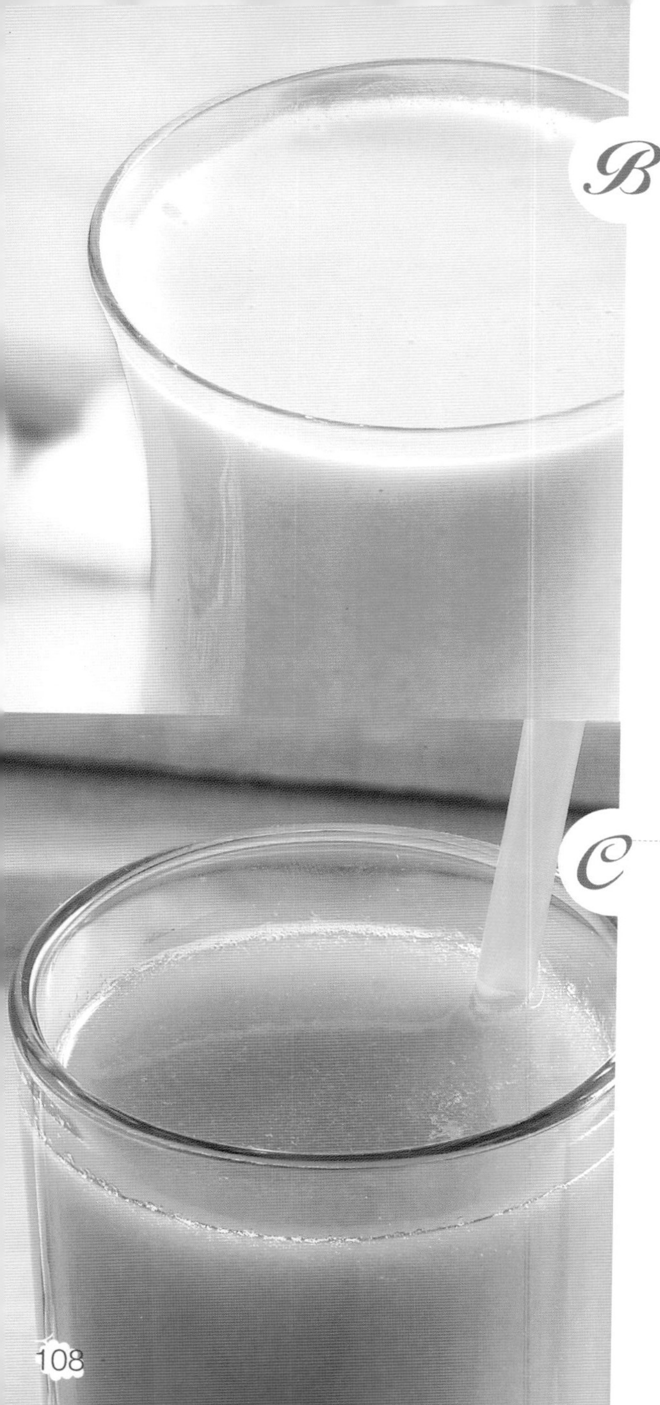

皮膚水平衡

B 橘子芒果優酪乳

熱量 160仟卡｜蛋白質 4.8公克｜維生素A 824單位｜維生素B1 0.30毫克｜維生素C 93單位｜鈣 141毫克

材料

橘子	1個
芒果（約2~2.5兩）	80公克
優酪乳	1杯
檸檬汁	1小匙

做法

1. 橘子先剝皮去籽，芒果削皮去籽，分別切成大丁。
2. 材料全部放入生機調理機中攪打2分鐘。

健康好情報

芒果、橘子含豐富的維生素C、維生素E、β-胡蘿蔔素，能消除疲勞，美容養顏、生津止渴，清熱潤肺、開胃理氣。追求健康的肌膚，維生素A、B2、C的攝取要均衡，本果汁特別值得推薦。

唇紅膚白

C 紅色蔬果汁

熱量 110仟卡｜維生素A 6260單位｜維生素C 29毫克｜鈣 68毫克

材料

紅蘿蔔（約200公克）	1根
蘋果（約3兩）	100公克
番茄（約1.3兩）	50公克
檸檬汁	1小匙
果寡糖	2大匙
冷開水（約240cc）	1杯

做法

1. 紅蘿蔔削皮、蘋果帶皮去心，各切小塊。番茄切塊備用。
2. 材料全部放入生機調理機中攪打2分鐘。

健康好情報

本果汁富含維生素A，可以強健肌膚。如果皮膚有惱人的問題，每天一杯就會大有改善，可以隨口味添加蜂蜜。

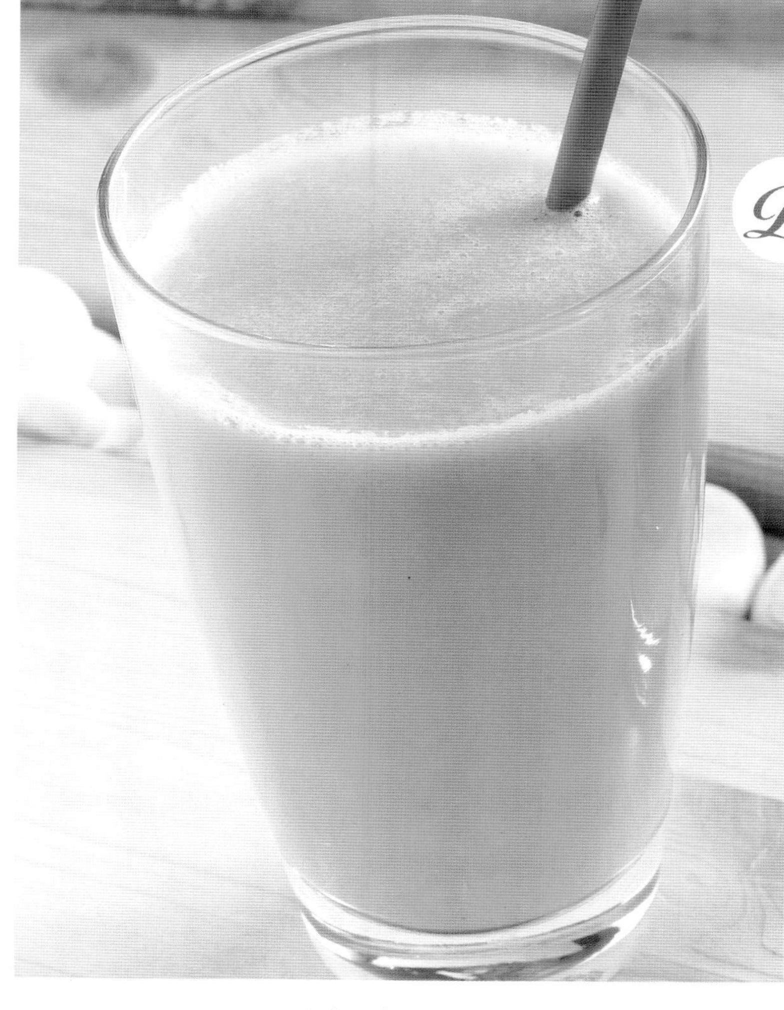

皮膚光澤

D 綠花椰奇異果汁

熱量	蛋白質	維生素A	維生素B_2	維生素C	鈣
128仟卡	7.6公克	492單位	0.32毫克	271毫克	90毫克

材料

綠花椰菜（約3兩）	100公克
奇異果	1個
葡萄柚	1/2個
檸檬汁	1小匙
果寡糖	2大匙
冷開水（約240cc）	1杯

做法

1. 花椰菜切小塊。奇異果、葡萄柚去皮，各切小塊。
2. 材料全部放入生機調理機中攪打2分鐘。

健康好情報

花椰菜、奇異果、葡萄柚的維生素A、維生素C能讓皮膚水噹噹更有光澤，有美容養癒的功效。

5 塑身

塑身不僅是要讓身材好看、維持標準的體重，更要注意的是要比平時更加注意營養的攝取，蔬果汁可以媲美沒有添加醬汁的蔬菜沙拉，只要注意熱量，蔬果汁塑身效果十足。

*蘿蔓小白菜綜合果汁

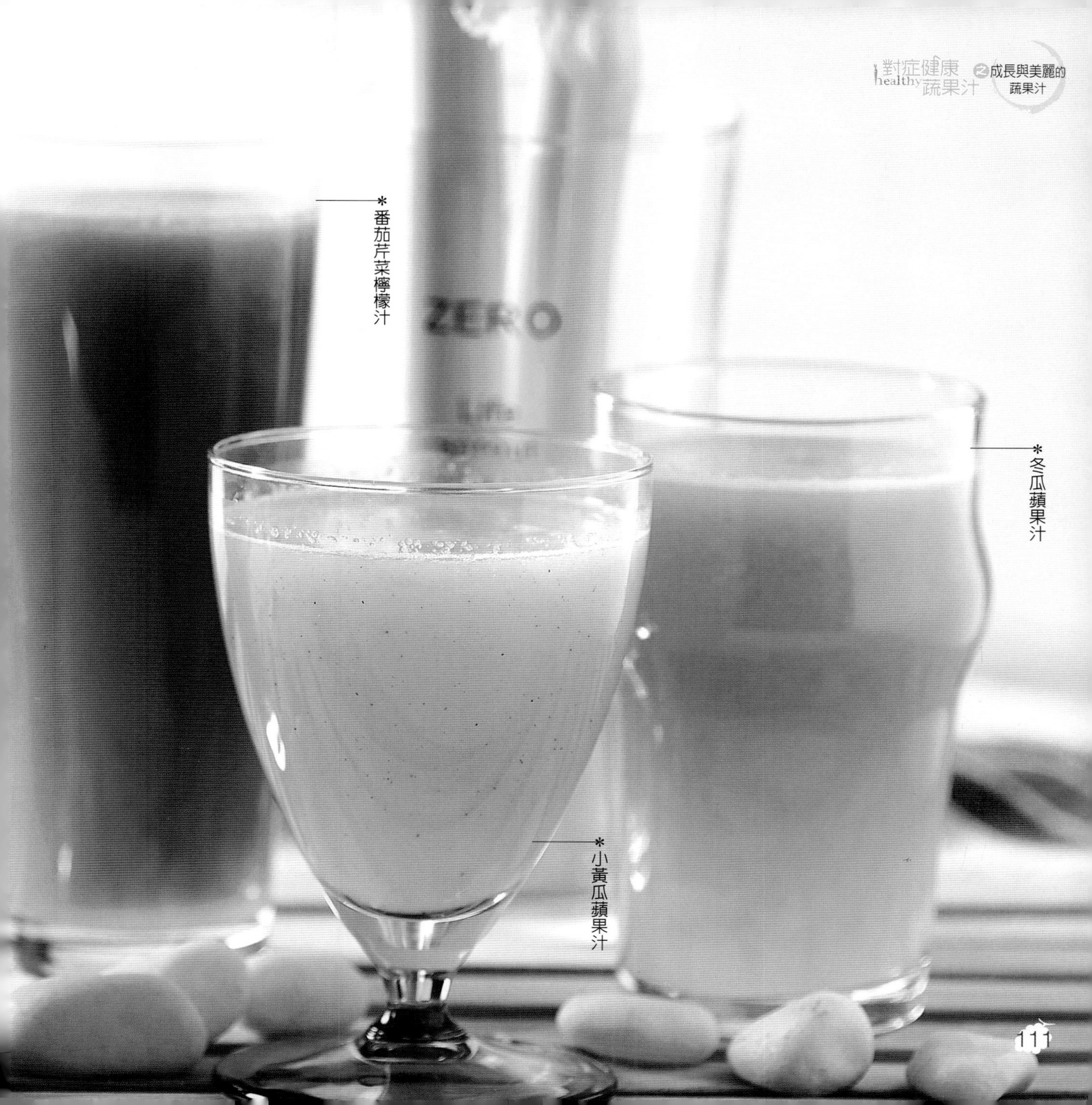
*番茄芹菜檸檬汁
ZERO
*冬瓜蘋果汁
*小黃瓜蘋果汁

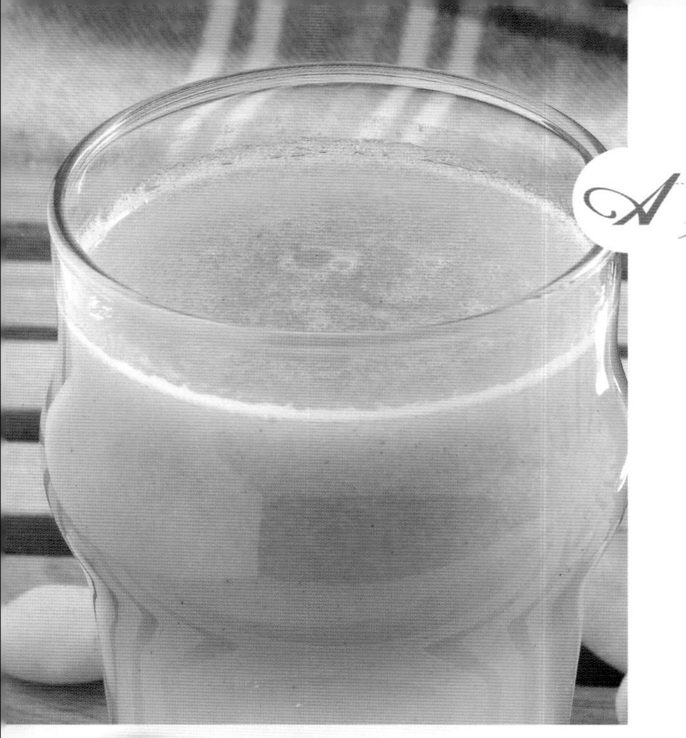

去脂減肥

A 冬瓜蘋果汁

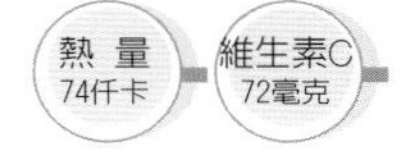

材料

冬瓜（約4兩）	150公克
蘋果（約3兩）	100公克
檸檬汁	1大匙
果寡糖	2大匙
冷開水（約240cc）	1杯

做法

1. 冬瓜削皮去籽，蘋果帶皮去心，各切小塊。
2. 材料全部放入生機調理機中攪打2分鐘。

健康好情報

冬瓜具有利尿、消除暑熱，促進人體新陳代謝，去脂減肥，防止皮膚色素沉澱的作用，適合想要瘦身的人飲用。不過有四肢冰冷毛病的人，要避免飲用過量。

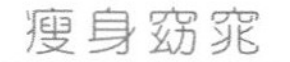

瘦身窈窕

B 蘿蔓小白菜綜合果汁

熱 量 67仟卡

維生素A 419單位

維生素C 100毫克

材料

沙拉菜（蘿蔓）（約1.3兩）（2片）	50公克
小白菜（約3兩）	100公克
奇異果	1個
檸檬汁	1小匙
果寡糖	2大匙
冷開水（約240cc）	1杯

做法

1. 沙拉菜撕小段，白菜切小段。奇異果削皮，切小塊。
2. 材料全部放入生機調理機中攪打2分鐘。

健康好情報

追求窈窕好身材，基本原則就是選用低熱量的材料。這點蔬菜沒問題，不像一般水果都含有糖分，因此最好減少水果添加量。

清理腸道

C 小黃瓜蘋果汁

材料

小黃瓜 2根
蘋果 1/2個
檸檬汁 1大匙
果寡糖 2大匙
冷開水 1杯
（約240cc）

做法

1. 小黃瓜洗淨、蘋果去籽去心，分別切成大丁。
2. 將所有材料放入生機調理機中攪打2分鐘。

熱 量
72仟卡
維生素A
136單位
維生素C
31毫克
食物纖維
2.6公克

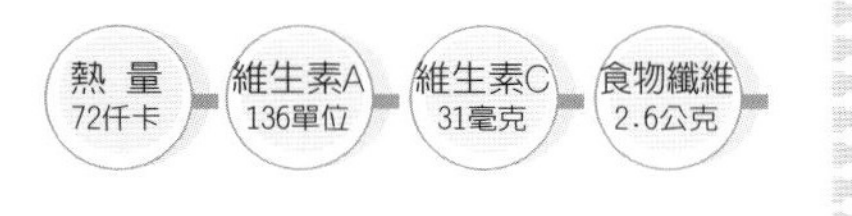

健康好情報

小黃瓜水分多，具有利尿作用，而且吃了腸胃容易有飽足感。此外，小黃瓜裡含有會促使維生素C氧化的酵素，適合和蘋果等維生素C含量較少的水果搭配。而蘋果中含有稱為果膠的植物纖維，可以清理腸道。

塑身抗老化

D 番茄芹菜檸檬汁

熱 量
44仟卡

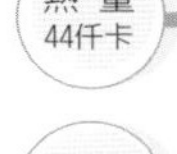

維生素A 504單位

維生素C 56毫克

材料

番茄 200公克
（約5~6兩）
芹菜 1/2根
檸檬汁 2大匙
果寡糖 2大匙
冷開水 1杯
（約240cc）

做法

1. 番茄、芹菜切成大丁。
2. 材料全部放入生機調理機中攪打2分鐘。

健康好情報

2個分量的番茄，讓肚子有飽足的感覺，而沒有熱量負擔。而所含的番茄紅素，具有抗癌作用，有清熱、健胃、消食、生津、利尿等功效。

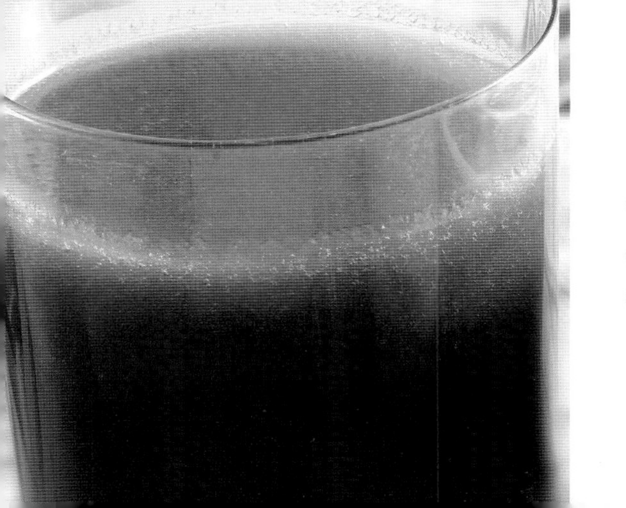

6

更年期障礙

「更年期」定義為女性由正常的卵巢功能逐漸衰退至不具功能的過渡期，這期間由於卵巢分泌的女性荷爾蒙減少，可能引起身體上許多的不適：熱潮紅、心悸、情緒不穩定、皮膚萎縮等症狀，統稱「更年期障礙」。而婦女本身察覺得到的現象即「月經停止了」，所以「更年期障礙」也稱作「停經症候群」。其實，這些障礙，在卵巢機能衰減時(約四十幾歲)，即可能發生，並非一定在停經(平均五十至五十一歲左右)後才出現。

平日的飲食要注意保持均衡營養、多喝牛奶及食用乳製品、採低鹽低脂飲食、多選用連小骨頭一起吃下的食物、少糖，以及適當吃點醋，能加速人體對鈣的吸收，其他像酵母粉、白芝麻、黑芝麻等也可多食用，避免食用過多的肉類及加工品，多吃含鈣量高的食物，適度的運動，才能保有骨本，以預防骨質疏鬆症。更年期後的婦女想要保有健康的身體，需從日常做起，才是真正的健康之道。

以下幾道強調補鈣、補充維生素的蔬果汁，可有效的幫辛苦的媽媽安然渡過更年期。

安神鎮痛

A 雙芹波菜蔬果汁

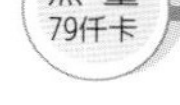

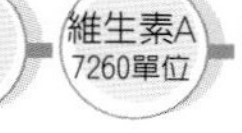
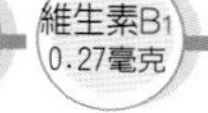

熱量	維生素A	維生素B1	鈣
79仟卡	7260單位	0.27毫克	226毫克

材料

- 芹菜（約3兩） 100公克
- 紅蘿蔔（約3兩） 100公克
- 西洋芹（1支） 20公克
- 菠菜（約2~2.5兩） 80公克
- 檸檬汁 1小匙
- 果寡糖 2大匙
- 冷開水（約240cc） 1杯

做法

1. 西洋芹、菠菜切成小塊。芹菜、紅蘿蔔削皮各切小塊。
2. 上述材料全部放入生機調理機中攪打2分鐘。

健康好情報

西洋芹獨特的芳香中，含有可以鎮靜精神、緩和頭痛的成分。鈣質含量豐富的菠菜，可以有效改善更年級障礙引起的高血壓、便秘、暈眩、燥熱等症狀。

緩解不適

木瓜小麥胚芽汁

材料

- 木瓜 1/4個
- 小麥胚芽 1大匙
- 蛋黃 1個
- 豆漿（約240cc） 1杯
- 蜂蜜 1大匙

做法

1. 木瓜削皮去籽，切成大丁。
2. 材料全部放入生機調理機中攪打2分鐘。

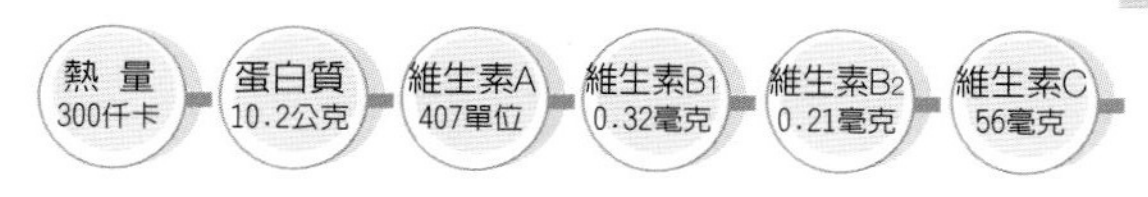

熱量	蛋白質	維生素A	維生素B1	維生素B2	維生素C
300仟卡	10.2公克	407單位	0.32毫克	0.21毫克	56毫克

健康好情報

豆漿中含豐富植物性蛋白質，人體所需的胺基酸、卵磷脂，能消除疲勞，養血平肝，健腦安神，抗衰老、抗癌，營養成分高。

7 抗老化

當一個人擁有地位、財富，卻失去健康或年輕的身體，一切的努力就會變成無意義了，所以平常要透過多注意運動及飲食，並經由補充天然的荷爾蒙及抗氧化劑，使荷爾蒙平衡、抗氧化能力提昇，就能讓我們活得健康、長壽且充滿活力。

以下介紹的幾道蔬果汁，都有豐富的抗氧化素——維生素E和維生素C，都是維持健康活力的利器。

*奇異果水蜜桃優酪乳

*芝麻香蕉牛奶

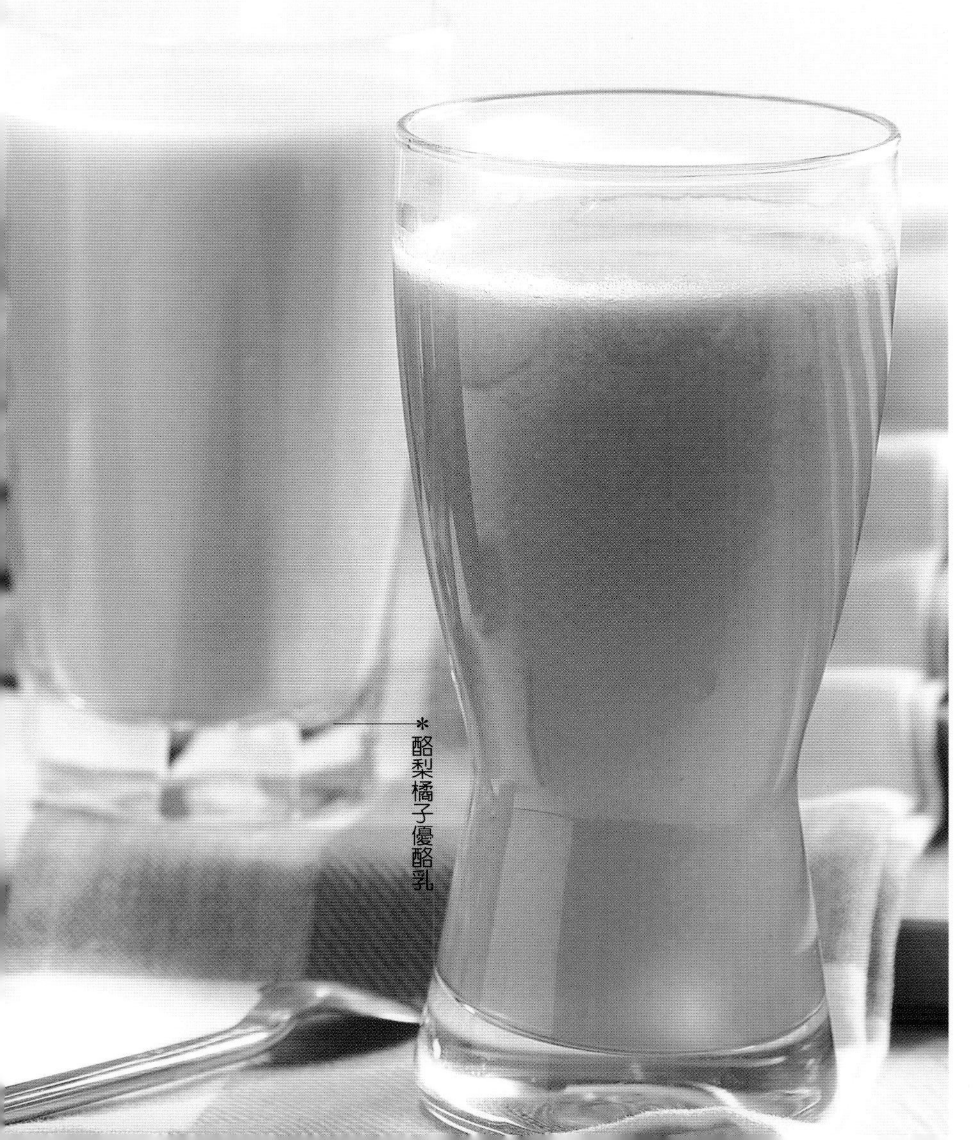

*酪梨橘子優酪乳

養顏抗老

A 蘿蔓西芹綜合蔬果汁

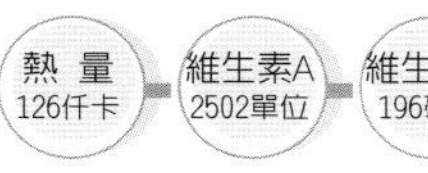

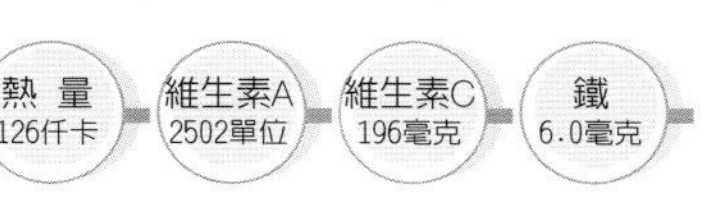

熱量 126仟卡 | 維生素A 2502單位 | 維生素C 196毫克 | 鐵 6.0毫克

材料

沙拉菜（蘿蔓或萵苣）（約1.3兩）（2片）	50公克
橘子	1個
西洋芹（約1.3兩）	50公克
蘋果（約3兩）	100公克
檸檬汁	1大匙
果寡糖	2大匙
冷開水（約240cc）	1杯

做法

1. 沙拉菜、芹菜切小塊，橘子剝皮去籽，蘋果帶皮去心，各切成小塊。
2. 上述材料全部放入生機調理機中攪打2分鐘。

健康好情報

具有返老還童效果的維生素A、C，滿滿一杯，美容又養顏。

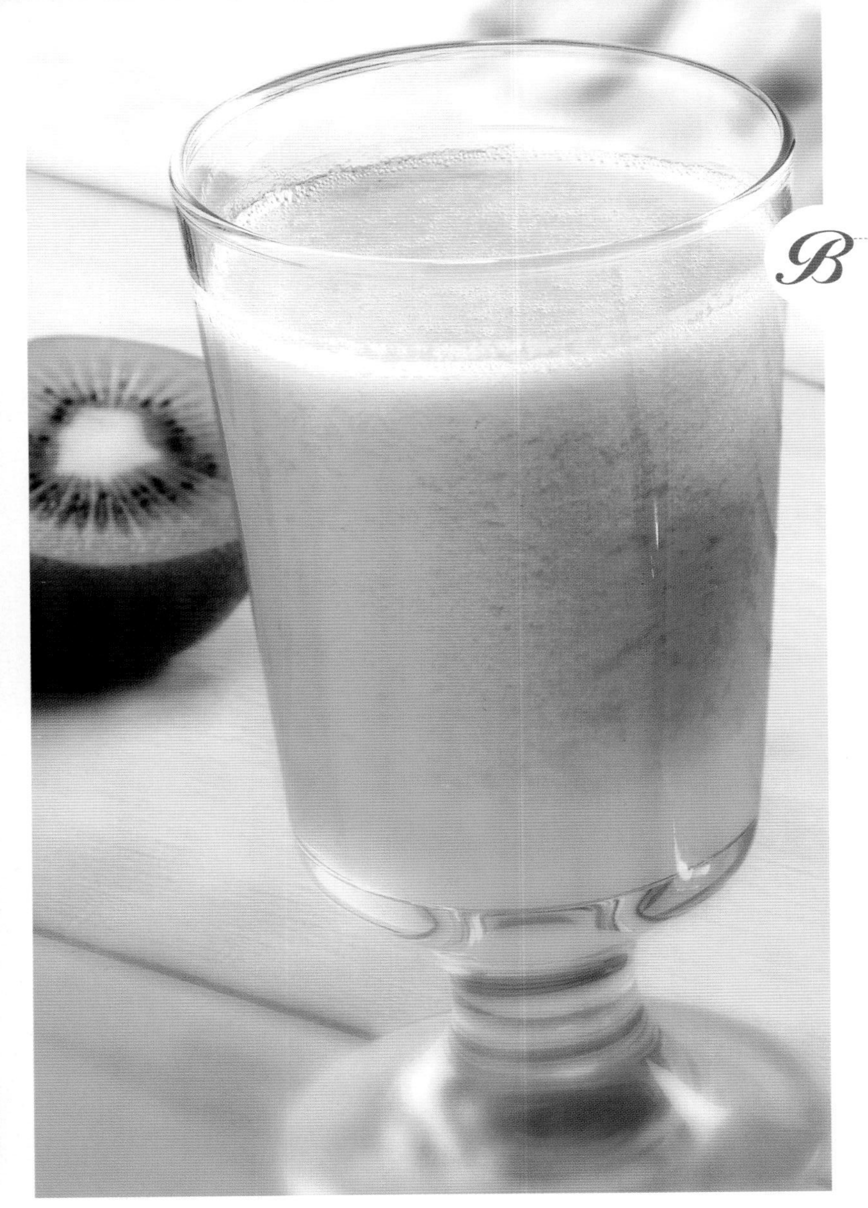

美容整腸

奇異果水蜜桃優酪乳

熱 量
164仟卡

維生素C
80毫克

食物纖維
4.6公克

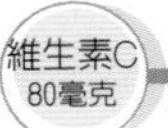

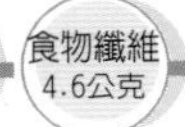

材料

奇異果	1個
水蜜桃	1個
優酪乳（約240cc）	1杯

做法

1. 奇異果剝皮去除白心，水蜜桃剝皮去籽，切成大丁。
2. 材料全部放入生機調理機中攪打2分鐘。

健康好情報

奇異果含有維生素C、水蜜桃具食物纖維，優酪乳則富含乳酸菌，三種材料齊聚一堂，美容整腸效果特佳，是最適合當早餐的飲品。

回復青春

C 芝麻香蕉牛奶

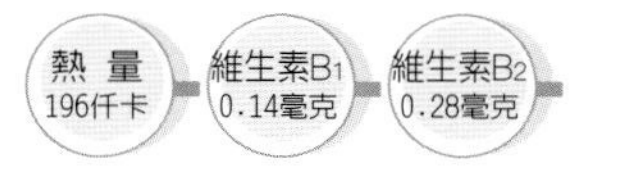

材 料

芝麻醬 2小匙
香蕉 1根
鮮奶 1杯
(約240cc)

做 法

1. 材料全部放入生機調理機中攪打2分鐘。
2. 可依個人口味添加1~2小匙的蜂蜜或果寡糖。

健康好情報

芝麻含有可以防止老化的維生素E，而可以增進皮膚、指甲、髮質健康的B2含量也很豐富，能行血、潤膚、通便、解毒，促進乳腺分泌。

抗老化

D 酪梨橘子優酪乳

材 料

酪梨 1/2個
橘子 1個
優酪乳 1杯
(約240cc)
檸檬汁 1大匙

做 法

1. 酪梨用刀縱向一切，再用手一擰就可以一分為二，取出種子，削皮，切成大丁。橘子剝皮去籽切塊。
2. 材料全部放入生機調理機中攪打2分鐘。

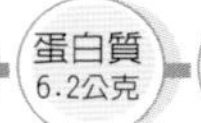

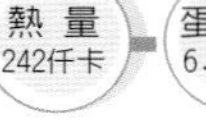
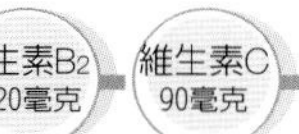
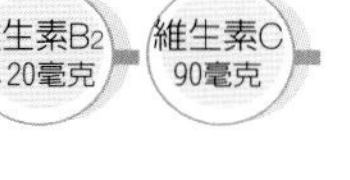

健康好情報

酪梨有綠色奶油之稱，含有可以減緩老化的維生素C，能滋養美容、降低膽固醇，防止動脈硬化和人體機能老化，為天然的美容健康食物。

COPYRIGHT

國家圖書館出版品預行編目資料

對症健康蔬果汁 / 林美慧 著——第一版.——
臺北市：文經社， 2004〔民93〕
面； 公分 .——（新健康食譜；C21014）
ISBN 957-663-427-X（平裝）
1.食物治療 2.果菜汁
418.914 93019744

文經社
新健康食譜 21014
對症健康蔬果汁

著 作 人—林美慧
發 行 人—趙元美
社 長—吳榮斌
企劃編輯—梁志君 執行編輯—吳欣茹
封面設計—王小明 美術編輯—黃昭茵
行銷企劃—吳培鈴
出 版 者—文經出版社有限公司
登 記 證—新聞局局版台業字第2424號

<總社・編輯部>：
地 址—104 台北市建國北路二段66號11樓之一（文經大樓）
電 話—（02）2517-6688 （代表號）
傳 真—（02）2515-3368
E-mail—cosmax.pub@msa.hinet.net

<業務部>：
地 址—241 台北縣三重市光復路一段61巷27號11樓A（鴻運大樓）
電 話—（02）2278-3158・2278-2563
傳 真—（02）2278-3168
E-mail—cosmax27@ms76.hinet.net

郵撥帳號—05088806文經出版社有限公司
印 刷 所—大象彩色印刷製版股份有限公司
法律顧問—鄭玉燦律師 （02）2321-7330
發 行 日—2004 年 12 月第一版 第 1 刷

定價／新台幣 250元 Printed in Taiwan